U0278391

北京市惠民医药卫生事业发展基金会 ◎ 组织编写

常见病中成药
临床合理使用丛书
呼吸科 分册

丛书主编◇张伯礼　高学敏

分册主编◇史利卿

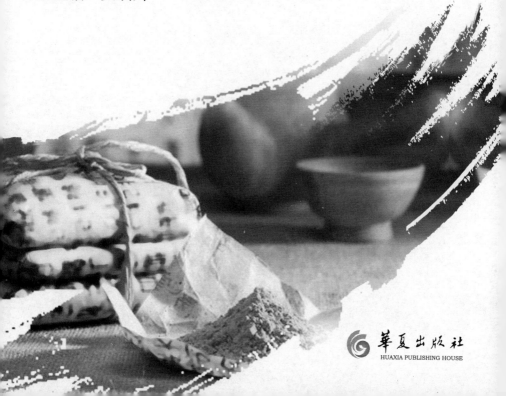

华夏出版社
HUAXIA PUBLISHING HOUSE

《呼吸科分册》编委会名单

主　编　史利卿

副主编　张纾难　马建岭

编　委　苗　青　张立山　张晓梅

　　　　杨效华　吴晓红　郝素英

　　　　王丽云　温绍惠　李　渊

史利卿　主任医师，教授，医学博士，博士生导师，现任北京中医药大学东方医院呼吸热病科主任。毕业于北京中医药大学，师从董建华院士获博士学位。从事呼吸专业医教研工作二十多年。先后承担国家自然科学基金、首都医学发展基金、北京市自然科学基金等课题，获北京市科技进步奖、中华中医药学会科学技术奖等多个奖项。为中华中医药学会肺系病分会常务委员、世界中医药学会联合会呼吸病专业委员会常务理事、国家食品药品监督管理局新药审评专家等。

序

  中医药作为我国重要的医疗卫生资源，与西医药优势互补，相互促进，共同维护和增进人民健康，已经成为中国特色医药卫生事业的重要特征和显著优势。中医药临床疗效确切、预防保健作用独特、治疗方式灵活多样、费用较为低廉，具有广泛的群众基础。基层是中医药服务的主阵地，也是中医药赖以生存发展的根基，切实提高城乡基层中医药服务能力和水平，有利于在深化医改中进一步发挥中医药作用，为人民群众提供更加优质的中医药服务。

  近年来，北京市惠民医药卫生事业发展基金会致力于"合理使用中成药"公益宣传活动，继出版《中成药临床合理使用读本》《常见病中成药合理使用百姓须知》之后，又出版《常见病中成药临床合理使用丛书》，旨在针对常见病、多发病，指导基层医务工作者正确使用中成药，并可供西医人员学习使用，以实现辨证用药、安全用药、合理用药。

  相信该丛书的出版发行，有利于促进提升城乡基层中医药服务能力和水平，推动中医药更广泛地进乡村、进社会、进家庭，让中医药更好地为人民健康服务。

王国强

2014 年 2 月 20 日

为了配合推进国家医疗制度改革、深入贯彻国家基本药物制度、更好地促进国家基本药物的合理应用，北京市惠民医药卫生事业发展基金会基于"合理使用中成药"公益宣传活动项目，组织编著了《常见病中成药临床合理使用丛书》，该丛书是继《中成药临床合理使用读本》之后的又一力作。《呼吸科分册》选择呼吸系统临床常见病、多发病，有感冒（流行性感冒）、急性气管－支气管炎、慢性咳嗽、支气管哮喘，以西医病名为纲、中医证候为目，详细介绍了具体病种的中成药辨证论治规律和方法，很好地体现了辨病论治与辨证论治相结合的原则。既有传统中医理论的指导，又有现代应用研究的支持，为临床合理使用中成药提供了确切的依据。

该丛书以《国家基本药物目录》、《国家基本医疗保险、工伤保险和生育保险药品目录》及《中华人民共和国药典》的品种为依据，选择呼吸系统疾病疗效确切的中成药，具有品种丰富、覆盖面广、重点突出临床常见证型等特点，均为临床常用药。为便于全面掌握所选用的中成药知识，该书详细介绍了所选中成药品种的处方、功能与主治、用法与用量、注意事项、药理毒理、临床报道等内容，并附有常用中成药简表，条目清晰，查阅方便。

该书以临床实用为特点，以安全合理使用中成药为宗旨。针对当前70%的中成药为西医医师所开具的现状，主要面向西医医师和广大基层医务工作者，以西医病名为纲，密切结合临床，详述常见证型及中成药辨证选用规律，将大大提高广大医师学中医药、懂中医药、用中医药的能力。该书的出版将为促进中成药的合理使用、提升患者健康水平、推动中医药事业的发展做出新的贡献！

史利卿

2014 年 12 日

目录 Contents

感 冒

感冒，总体上分为普通感冒和流行性感冒。普通感冒，是由病毒、细菌混合感染或变态反应引起的上呼吸道卡他性疾病，可表现为鼻塞、流涕、打喷嚏、咳嗽、咽部不适及畏寒、低热等局部和全身症状。普通感冒虽多发于初冬，但任何季节，如春天、夏天也可发生，不同季节感冒的致病病毒并非完全一样，其起病较急，病程短。流行性感冒将在附病中予以阐述。

感冒发病往往先有上呼吸道感染的症状，如鼻塞、流涕、喷嚏、咽痛、音哑等。全身症状轻微，有轻度畏寒、发热、头痛及全身酸痛等表现。咳嗽开始不重，呈刺激性，痰少；1～2天后咳嗽加重，痰由黏液性转为黏液脓性。较重者往往在晨起、睡觉体位改变、吸入冷空气或体力活动后有阵发性咳嗽，或终日咳嗽，剧咳时可伴恶心、呕吐或胸腹肌痛。当伴发支气管痉挛时，有喘息和气急等表现。体征可见鼻黏膜充血、水肿、咽部充血、扁桃体充血肿大、颌下淋巴结肿大等。血常规检查可见白细胞计数正常或降低、中性粒细胞比例可正常或略有升高、淋巴细胞比例升高或降低，在合并细菌感染时白细胞和中性粒细胞比例可升高，合并下呼吸道感染时胸片可见肺纹理增粗或片状阴影。

现代医学临床常根据病情酌情选用解热镇痛药、抗组胺药、鼻黏膜血管收缩药、镇咳药、祛痰药等进行治疗。

本病中医亦称之为"感冒"，或"伤风"，是由于感受外邪，侵袭卫表而导致的外感疾病。

一、中医病因病机分析及常见证型

中医学认为感冒是由于风、寒、暑、湿、燥、火六种病邪，经皮毛、口鼻侵袭人体而为病。外邪侵袭人体是否发病，关键在于人体御邪能力的强弱，并与感邪的轻重有关。若因生活起居不当、寒温失调以及过度疲劳，正气抵御外邪的功能减弱，外邪侵袭肌表，可致病；若气候突变，邪气亢盛，卫外之气失于调节应变，亦可发病。

由于四时受邪不同，感冒的常见证型又有风寒表证、风热表证及暑湿表证之分；针对虚人体质不同，体虚感冒又有气虚外感、血虚外感、阴虚外感、阳虚外感，最常见的为气虚外感。

二、辨证选择中成药

1. **风寒表证** 中医学认为风寒感冒可分为四种证型，主要有风寒表实证、风寒表虚证、外感风寒夹湿表证、外感风寒内夹郁热证。

（1）风寒表实证

【临床表现】恶寒，发热，无汗，头痛，肢体酸痛，鼻塞声重，流清涕，喷嚏，喉痒，咳嗽，痰稀白，口不渴，苔薄白，脉浮紧。

【辨证要点】恶寒重、发热轻，无汗，苔薄白，脉浮紧。

【病机简析】寒为阴邪，寒邪束表，阻遏卫表阳气，使其不能透达肌表，失去温煦作用，出现恶寒；寒主收引，寒邪束表，汗孔闭塞，表现为无汗；寒性凝滞，风寒束表，阻滞经络，不通则痛，可出现头痛、身痛等症状；肺主皮毛，开窍于鼻，咽喉为肺之门户，风寒束表，影响肺气宣发，鼻窍不通，可出现咳嗽、鼻塞声重、流清涕、打喷嚏等症状。

【治法】辛温解表，宣肺散寒。

【辨证选药】可选感冒疏风颗粒（胶囊）、正柴胡饮颗粒、表实感冒颗粒。

此类中成药多由麻黄、桂枝、紫苏、防风、白芷、陈皮、桔梗、杏仁、甘草等药物组成，可发挥良好的散寒解表、宣肺止咳的作用。

（2）风寒表虚证

【临床表现】恶风，发热，有汗，头痛，项背僵硬不舒，咳嗽痰白，鼻塞，干呕，苔薄白，脉浮缓。

【辨证要点】恶风，发热，有汗，苔薄白，脉浮缓。

【病机简析】寒邪伤营、风邪伤卫，风邪外袭，卫气浮盛于外，与邪抗争，卫外失职，故恶风，发热；风性疏泄，卫外失固，营阴失守，故汗出。

【治法】解肌发表，调和营卫。

【辨证选药】可选用桂枝颗粒。

此类中成药由桂枝、芍药、生姜、大枣等药物组成，有良好的解肌发表、调和营卫的作用。

（3）外感风寒夹湿表证

【临床表现】恶寒，发热，无汗，头痛且重，项强，肢体酸痛沉重，口微渴或不渴，苔白稍腻，脉浮缓。

【辨证要点】恶寒，发热，头痛且重，肢体酸痛沉重，苔白稍腻，脉浮缓。

【病机简析】风寒夹湿困遏卫表，风寒外束，卫阳被遏则恶寒，发热，头身疼痛；湿性重浊，阻遏阳气，阻滞经络，故头身困重，肢体酸痛。

【治法】解表散寒，祛湿止痛。

【辨证选药】可选用荆防颗粒（合剂）、九味羌活丸（颗粒、口服液、片）。

此类中成药的组方于发散风寒药中多配伍荆芥、防风、羌活、藁本等解表散寒除湿的药物，以增强解表散寒除湿之效。

（4）外感风寒内夹郁热证

【临床表现】恶寒，发热，无汗，头痛，身痛，咳嗽，咽干，甚或恶寒，壮热，小便短赤，大便秘结，苔薄白或薄黄，脉浮数。

【辨证要点】恶寒，发热，头痛，咽干，尿赤，便秘，苔薄白或薄黄，脉浮数。

【病机简析】素体热盛或肺热内蕴，复感风寒，内热被外寒遏制，形成外寒里热证。风寒外束则恶寒，发热，无汗，头身疼痛，咳嗽；里热内蕴则壮热，咽干，小便短赤，大便秘结。

【治法】疏风散寒，解表清热。

【辨证选药】可选用感冒清热颗粒（胶囊）、感冒软胶囊、防风通圣丸（颗粒）等。

该证型属于表寒里热，用辛温解表药物荆芥、防风的同时，可配伍柴胡、薄荷、芦根、苦地丁、黄芩、大黄等发散浮热、清热泻火的药物，共收外散风寒、内清热邪的作用。

2. 风热表证

【临床表现】发热，微恶风寒，无汗或汗出不畅，头胀痛、面赤，鼻塞，流黄浊涕，口干欲饮，咽喉肿痛，咳嗽，痰黏或黄，舌苔薄白微黄，舌边尖红，脉浮数。

【辨证要点】发热重，恶寒轻，头胀痛，咳嗽，咽痛，口干，舌苔薄白微黄，舌边尖红，脉浮数。

【病机简析】感受风热之邪，邪热内郁肌腠，出现发热较重、恶寒较轻；热邪易于上攻头目，可表现为面赤，头胀痛；风热外袭犯肺，肺气失于肃降，故咳嗽，咳黄稠痰；热邪易耗伤津液，可见口干口渴；风热上攻，可出现咽喉红肿疼痛等症状。

【治法】辛凉解表，清热解毒。

【辨证选药】可选用金莲花颗粒（胶囊、片）、柴胡口服液（滴丸）、蓝芩口服液、抗病毒口服液（颗粒、片）、金莲清热颗粒、银翘解毒丸（颗粒、胶囊、软胶囊、片）、双黄连合剂（颗粒、胶囊、片）、九味双解口服液、柴黄颗粒（片、胶囊）、复方双花颗粒（口服液）、穿心莲内酯滴丸、清热解毒颗粒、清开灵颗粒（胶囊、片）、小柴胡颗粒（片）、柴胡滴丸、柴银口服液、冬凌草片、板蓝根颗粒、牛黄清感胶囊、重感灵片（胶囊）、复方感冒灵颗粒（胶囊、片）、感冒清胶囊（片）、双黄连注射液、热毒宁注射液、柴胡注射液。

此类中成药的组方常以银花、连翘、柴胡、荆芥、薄荷、豆豉等疏风解表，竹叶、芦根清热生津，黄芩、栀子、牛蒡子、板蓝根、桔梗等解毒利咽，从而起到良好的辛凉解表、疏散风热、清热解毒的作用。

3. 暑湿表证

【临床表现】常发于夏季，身热，汗少，头昏脑胀，肢体酸痛，口渴但饮水不多，胸脘痞闷，恶心呕吐，腹胀泄泻，舌苔薄黄而腻，脉濡数。

【辨证要点】身热，微恶风，头昏脑胀，肢体酸痛，胸脘痞闷，恶心呕吐，腹泻。

【病机简析】夏月感受暑邪，暑多夹湿，常暑湿并重。暑性炎热升散，耗气伤津，易夹湿邪，寒湿外束，腠理闭塞，卫阳被遏，故恶寒、发热、无汗；寒湿困束肌表，气血受阻，则头昏脑胀，肢体酸痛；暑湿困脾，气机升降失常，可见胸脘胀闷，恶心呕吐，腹胀腹泻。

【治法】祛暑解表，化湿和中。

【辨证选药】可选用藿香正气水（口服液、软胶囊）、保济丸（口服液）、十滴水（软胶囊）。

此类中成药常选用藿香、佩兰、香薷等解表祛暑、芳香化湿，紫苏、白芷外散风寒，苍术、茯苓、厚朴、陈皮、大腹皮、甘草等燥湿健脾、和中止泻，从而达到祛暑解表、化湿和中的作用。

4. 气虚感冒

【临床表现】恶寒，发热，头痛，鼻塞，咳嗽痰白，咳痰无力，神疲体弱，气短懒言，反复易感，起居稍有不慎则易发病，舌淡苔白，脉浮而无力。

【辨证要点】恶寒，发热，头痛，咳痰无力，气短懒言，反复易感。

【病机简析】素体气虚，卫表不固，肌腠疏松，动辄感受风寒邪气，反复发生。风寒外束则恶寒，发热，头痛；肺卫之气虚弱，则气短懒言，咳声低微，咳痰无力。

【治法】益气解表，理气化痰。

【辨证选药】可选用玉屏风颗粒（口服液）、参苏丸（胶囊）、表虚感冒颗粒。

此类中成药常用党参、甘草、茯苓、黄芪、白术等扶正祛邪，苏叶、葛根、前胡、防风等疏风解表，半夏、陈皮、枳壳、桔梗等宣肺化痰止咳，从而达到益气解表、理气化痰的作用。

三、用药注意

临床选药必须以辨证论治的思想为指导，针对不同证型，选择与其相对证的药物，才能收到较为满意的疗效。另外，应随时注意监测感冒患者的体温，出现高热时，用药务必咨询医师。如正在服用其他药品，应当告知医师或药师。还需避风寒，防重感；饮食宜清淡，切忌肥甘油腻食物，以防影响药效的发挥。药品贮藏宜得当，存于阴凉干燥处，药品性状发生改变时禁止服用。药品必须妥善保管，以防发生意外。儿童若需用药，务请咨询医师，并必须在成人的监护下使用。对于具体药品的饮食禁忌、配伍禁忌、妊娠禁忌、证候禁忌、病证禁忌、特殊体质禁忌、特殊人群禁忌等，各药品内容中均有详细介绍，用药前务必仔细阅读。

附一

常用治疗感冒的中成药药品介绍

（一）风寒表证常用中成药品种

感冒疏风颗粒（胶囊）

【处方】麻黄、苦杏仁、桂枝、白芍（酒炙）、紫苏叶、防风、独活、桔梗、谷芽（炒）、甘草、大枣、生姜。

【功能与主治】散寒解表，宣肺和中。用于风寒感冒所致的发热咳嗽，头痛怕冷，鼻流清涕，骨节酸痛，四肢疲倦。

【用法与用量】

颗粒剂：开水冲服。一次1袋，一日2次。

胶囊：口服。一次4粒，一日2次。

【禁忌】孕妇禁用。

【注意事项】

1．忌烟、酒及辛辣、生冷、油腻食物。

2．不宜在服药期间同时服用滋补性中药。

3．风热感冒者不适用，其表现为发热明显，微恶风，有汗，口渴，鼻流浊涕，咽喉肿痛，咳吐黄痰。

4．高血压、心脏病患者慎服；肝病、糖尿病、肾病等慢性病严重者需慎用。

【规格】

颗粒剂：每袋装10g（无蔗糖）。

胶囊：每粒装0.3g。

【贮藏】密封。

正柴胡饮颗粒

【处方】柴胡、陈皮、防风、甘草、赤芍、生姜。

【功能与主治】发散风寒，解热止痛。用于外感风寒所致的发热恶寒，无汗，头痛，鼻塞，喷嚏，咽痒咳嗽，四肢酸痛；流感初起、轻度上呼吸道感染见上述证候者。

【用法与用量】开水冲服。规格（1）一次3g，规格（2）一次10g，一日3次；小儿酌减或遵医嘱。

【禁忌】孕妇禁用，糖尿病患者慎服。

【注意事项】

1．忌烟、酒及辛辣、生冷、油腻食物。

2．不宜在服药期间同时服用滋补性中药。

3．风热感冒者不适用，其表现为发热明显，微恶风，有汗，口渴，鼻流浊涕，咽喉肿痛，咳吐黄痰。

4．高血压、心脏病、肝病、肾病等慢性病严重者慎用。

【规格】每袋装（1）3g，（2）10g。

【贮藏】密封。

【药理毒理】本品具有抗病毒、解热镇痛、抗炎及增强免疫功能的作用。

·**抗病毒作用**　用正柴胡饮给小鼠灌胃，能显著抑制流感病毒在鼠肺内的增殖及由病毒引起的肺部炎症，并呈明显的量效关系；能降低致死量病毒感染小鼠的死亡率，延长存活时间[1]。

·**解热作用**　正柴胡饮浸膏灌胃可明显降低内毒素引起的家兔发热，给药后2h可发挥解热作用，解热效应可持续5h[2]。

·**抗炎作用**　给大鼠一次灌胃正柴胡饮，能明显对抗前列腺素（PGE2）、5-羟色胺（5-HT）引起的大鼠皮肤毛细血管通透性增高，但对磷酸组织胺所致大鼠皮肤毛细血管通透性增高无明显影响；对蛋清或角叉菜胶致大鼠足跖肿胀的形成和发展均有明显的抑制作用。正柴胡饮能明显抑制羧甲基纤维素腹腔注射大鼠引起的渗出液量和白细胞游走，但对慢性炎症棉球肉芽肿的形成无明显影响[3]。

·**增强免疫功能**　正柴胡饮6g/kg连续灌胃5天，对正常或感染流感病毒小鼠的免疫器官重量无明显影响。相同药物剂量可明显增强正常小鼠腹腔巨噬细胞吞噬鸡红细胞的百分率和吞噬指数；提高网状内皮系统对血清炭粒清除的能力。以流感病毒感染小鼠，可引起巨噬细胞系统活性显著受抑，正柴胡饮则能提高其功能，使之恢复至正常水平[4]。对红细胞引起的迟发型超敏反应只有在高剂量（24g/kg）水平下有明显的抑制作用[3]。

【参考文献】

[1] 富杭育，卢长安，贺玉琢，等.正柴胡饮对流感病毒和致病菌作用的实验研究[J].中药通报，1986，11（4）：46.

[2] 何美珊，孙小玉，蔡莹，等.正柴胡饮颗粒的解热及抗过敏作用[J].中草药，2000，31（4）：284.

[3] 季克胜，朱千勇.正柴胡饮的药理研究及临床应用概况[J].上海中医药杂志，2003，37（10）：58-59.

[4] 富杭育，严梅桢，卢长安，等.正柴胡饮的药理研究[J].中药通报，1986，11（5）：47.

表实感冒颗粒

【处方】紫苏叶、葛根、白芷、麻黄、防风、桔梗、苦杏仁（炒）、生姜、甘草、桂枝、陈皮。

【功能与主治】发汗解表，祛风散寒。用于感冒风寒表实证，症见恶寒重，发热轻，无汗，头项强痛，鼻流清涕，咳嗽，痰白稀。

【用法与用量】开水冲服。一次 10～20g，一日 2～3 次；儿童酌减。

【禁忌】高血压、心脏病患者慎用。

【注意事项】

1．汗出勿令太过。

2．忌油腻。

【规格】每袋装 10g。

【贮藏】密封。

桂枝颗粒

【处方】桂枝、白芍、生姜、甘草、大枣。

【功能与主治】解肌发表，调和营卫。用于外感风邪，头痛发热，鼻塞干呕，汗出恶风。

【用法与用量】口服。一次 5g，一日 3 次。

【注意事项】

1．表实无汗者或温病内热口渴者忌用。

2．忌烟、酒及辛辣、生冷、油腻食物。

3．不宜在服药期间同时服用滋补性中药。

4．高血压、心脏病、肝病、糖尿病、肾病等慢性病严重者应在医师指导下服用。

【规格】每袋装 5g。

【贮藏】密封，置阴凉处。

【药理毒理】桂枝汤有调节汗腺分泌、调节体温、调节免疫和抗病毒、抗炎等作用。

· **调节汗腺分泌的作用**　桂枝汤煎剂灌胃，能增加正常大鼠足跖部的汗腺分泌，抑制安痛定所致的汗腺分泌亢进和拮抗阿托品引起的汗腺分泌减少[1]。

· **调节体温作用**　桂枝汤煎剂灌胃，能降低酵母发热大鼠体温，又能对抗安痛定所致大鼠体温过低[2～4]。

· **抗炎作用**　桂枝汤煎剂灌胃，能抑制小鼠角叉菜胶性足肿胀、二甲苯所致皮肤毛细血管通透性增加[5]。

·抗病毒作用　桂枝汤煎剂灌胃给药5天，能减轻滴鼻感染流感病毒亚甲型鼠肺适应株FM1所致小鼠肺部炎症，降低死亡率[5]。

·对免疫功能的调节作用　桂枝汤煎剂灌胃给药5天，能抑制小鼠玫瑰花环形成细胞的形成，对抗绵羊红细胞、牛血清白蛋白、二硝基氯苯引起的迟发型超敏反应，抑制淋巴细胞对ConA和LPS引起的增殖反应；对免疫功能已呈抑制的病毒感染小鼠，可提高其巨噬细胞吞噬功能、血清凝集素、溶血素效价和外周血中T细胞百分率，使之恢复到正常；对左旋咪唑处理免疫功能已增强的小鼠，则作用相反，可使之恢复正常水平[6, 7]。

【参考文献】

[1] 富杭育，贺玉琢，李晓芹，等.桂枝汤对汗腺分泌的实验研究 [J].中西医结合杂志，1991，11（1）：34.

[2] 富杭育，周爱香，查显元，等.桂枝汤对体温双向调节作用的机理探讨 [J].中药药理与临床，1994，10（4）：1.

[3] 富杭育，周爱香，郭淑英.桂枝汤对体温双向调节作用的机理探讨 [J].中药药理与临床，1994，10（3）：1.

[4] 富杭育，周爱香，郭淑英，等.桂枝汤对体温双向调节作用的机理探讨 [J].中药药理与临床，1995，11（2）：1.

[5] 曹伟春.桂枝汤的药理作用研究进展 [J].中成药，1991，13（8）：33.

[6] 吕秀风，朱洪荫，谢蜀生，等.桂枝汤免疫抑制作用的实验研究 [J].中西医结合杂志，1989，9：283.

[7] 卢长安，富杭育，田甲丽，等.桂枝汤的药理学研究（六）[J].中药药理与临床，1990，6（1）：2.

荆防颗粒（合剂）

【处方】 荆芥、防风、羌活、独活、前胡、柴胡、川芎、枳壳、茯苓、桔梗、甘草。

【功能与主治】 发汗解表，散风祛湿。用于感冒风寒，头痛身痛，恶寒无汗，鼻塞流涕，咳嗽。

【用法与用量】

颗粒剂：开水冲服。一次15g，一日3次。

合剂：口服。一次10～20ml，一日3次。用时摇匀。

【注意事项】

1．忌烟、酒及辛辣、生冷、油腻食物。

2．不宜在服药期间同时服用滋补性中成药。

3．风热感冒者不适用，其表现为发热重，微恶风，有汗，口渴，鼻流浊涕，咽喉红肿热痛，咳吐黄痰。

4．有高血压、心脏病、肝病、糖尿病、肾病等慢性病严重者、孕妇或正在接受其它治疗的患者，均应在医师指导下服用。

【规格】

颗粒剂：每袋装15g。

合剂：每支装10ml，每瓶装100ml。

【贮藏】 密封，置阴凉干燥处。

九味羌活丸（颗粒、口服液、片）

【处方】 羌活、防风、苍术、细辛、川芎、白芷、黄芩、甘草、地黄。

【功能与主治】 疏风解表，散寒除湿。用于外感风寒夹湿所致的感冒，症见恶寒、发热、无汗、头重而痛、肢体酸痛。

【用法与用量】

丸剂：姜葱汤或温开水送服。规格（1）大蜜丸，一次3～4.5g，一日2次；规格（2）、（3）水丸，一次6～9g，一日2～3次；规格（4）小蜜丸，一次3～4.5g，一日2次。

颗粒剂：姜汤或开水冲服。规格（1）一次5g，规格（2）一次15g，一日2～3次。

口服液：口服。一次20ml，一日2～3次。

片剂：姜汤或温开水送服。一次4～5片，一日2～3次。

【注意事项】

1．风热感冒或湿热证慎用。

2．服药期间忌食辛辣、生冷、油腻食物。

【规格】

丸剂：（1）每丸重9g，（2）每袋装6g，（3）每袋装9g，（4）每10丸重1.8g。

颗粒剂：每袋装（1）5g，（2）15g。

口服液：每支装10ml。

片剂：每片重0.5g。

【贮藏】 密闭，防潮。

【药理毒理】 本品有解热、镇痛、抗炎作用。

·**解热作用** 九味羌活口服液、颗粒剂和九味羌活丸水煎剂灌胃给药，对疫苗、内毒素、啤酒酵母等引起的家兔或大鼠发热有解热作用[1, 2]。

·**镇痛作用** 九味羌活丸水提物和醇提物能抑制醋酸所致小鼠扭体反应，减少扭体次数，其醇提物还能明显提高小鼠痛阈值[3]。

·**抗炎作用** 九味羌活口服灌胃给药，能抑制巴豆油所致小鼠耳肿胀和蛋清所致大鼠足肿胀[1, 2]。

【参考文献】

[1] 沈映君，王一涛，王家葵．解表方药研究的思路与实践 [J]．中医杂志，1992，（5）：52．

[2] 四川东方制药股份有限公司．九味羌活口服液的药效学研究 [J]．申报资料6，1996：12．

[3] 蒋孟良．九味羌活汤镇痛抗炎作用的研究 [J]．中成药，1992，11（2）：25．

感冒清热颗粒（胶囊）

【处方】荆芥穗、薄荷、防风、柴胡、紫苏叶、葛根、桔梗、苦杏仁、白芷、苦地丁、芦根。

【功能与主治】疏风散寒，解表清热。用于风寒感冒，头痛发热，恶寒身痛，鼻流清涕，咳嗽咽干。

【用法与用量】

颗粒剂：开水冲服。规格（1）、（2）、（3）一次1袋，一日2次。

胶囊：口服。一次3粒，一日2次。

【禁忌】对本品过敏者禁用。

【注意事项】

1．忌烟、酒及辛辣、生冷、油腻食物。

2．不宜在服药期间同时服用滋补性中药。

3．有高血压、心脏病、肝病、糖尿病、肾病等慢性病严重者应在医师指导下服用。

【规格】

颗粒剂：每袋装（1）3g，（2）6g，（3）12g。

胶囊：每粒装0.45g。

【贮藏】密封。

【药理毒理】感冒清热颗粒有抑制呼吸道合胞病毒、抗炎、解热、镇咳、祛痰作用。

·**抑制呼吸道合胞病毒**　通过对配伍处方有效成分的体外抗病毒研究发现感冒清热颗粒具有抑制呼吸道合胞病毒的作用[1]。

·**抗炎**　研究发现清热颗粒对不同动物的炎症反应均有明显的抑制作用，尤其是在炎症早期，对毛细血管扩张、通透性亢进、水肿和渗出有明显的抑制作用[2]。

·**解热**　家兔解热实验表明，清热颗粒大剂量组解热作用较明显[2]。

·**镇咳**　清热颗粒对氨水刺激引起的咳嗽有较好的抑制作用，能明显延长咳嗽潜伏期、加快痰液排出[2]。

【参考文献】

[1] 姚梅悦，马奇，周长征，等.感冒清热颗粒体外抗病毒有效成分研究[J].药学研究，2013，32（1）：1-3.

[2] 黄鹏，荀丽英，逯全东，等.清热颗粒基本药效研究[J].山东中医药大学学报，2013，37（1）：77-79.

感冒软胶囊

【处方】羌活、麻黄、桂枝、荆芥穗、防风、白芷、川芎、石菖蒲、葛根、薄荷、苦杏仁、当归、黄芩、桔梗。

【功能与主治】散风解热。用于外感风寒引起的头痛发热、鼻塞流涕、恶寒无汗、骨节酸痛、咽喉肿痛等。

【用法与用量】口服。一次2～4粒，一日2次。

【禁忌】孕妇禁用。

【注意事项】

1．忌烟、酒及辛辣、生冷、油腻食物。

2．不宜在服药期间同时服用滋补性中成药。

3．肝病、糖尿病、肾病等慢性病严重者应在医师指导下服用。

4．高血压、心脏病患者慎用。

【规格】每粒装0.425g（相当于总药材1.8g）。

【贮藏】密封，置阴凉处保存。

【临床报道】临床验证使用感冒软胶囊治疗风寒型感冒75例，愈显率为53.33%，总有效率为89.33%，与对照组（感冒清热冲剂）疗效相似。感冒软胶囊能改善风寒感冒所致的发热、恶寒、头痛、鼻塞、流涕、无汗、骨节酸痛、咽喉肿痛等症状，与对照组疗效相似。感冒软胶囊治疗风寒型感冒所致的不同程度的发热、退热时间、治疗风寒感冒轻度与中重度的疗效与对照组比较无差异。临床验证期间，未出现临床不良反应，经血、尿常规检测无不良影响，使用安全[1]。

【参考文献】

[1] 赵铁良.感冒软胶囊治疗风寒感冒临床验证[J].中国中医药信息杂志，2001，8（7）：52-53.

防风通圣丸（颗粒）

【处方】防风、荆芥穗、薄荷、麻黄、大黄、芒硝、栀子、滑石、桔梗、石膏、川芎、当归、白芍、黄芩、连翘、白术（炒）、甘草。

【功能与主治】 解表通里，清热解毒。用于外寒内热，表里俱实，恶寒壮热，头痛咽干，小便短赤，大便秘结，瘰疬初起，风疹湿疮。

【用法与用量】

丸剂：口服。规格（1）大蜜丸，一次1丸；规格（2）浓缩丸，一次8丸；规格（3）水丸，一次6g，一日2次。

颗粒剂：口服。一次1袋，一日2次。

【注意事项】

1．忌烟、酒及辛辣、油腻、海鲜类食物。

2．不宜在服药期间同时服用滋补性中药。

3．高血压、心脏病患者慎用。有肝病、糖尿病、肾病等慢性病严重者应在医师指导下服用。

【规格】

丸剂：（1）每丸重9g，（2）每8丸相当于原药材6g，（3）每20丸重1g。

颗粒剂：每袋装3g。

【贮藏】 密封，置阴凉干燥处。

【药理毒理】 本品有通便、解热、抗炎、抑菌等作用。

·**通便作用** 防风通圣丸6g/kg，防风通圣颗粒3、6g/kg灌服，可缩短小鼠排便时间，增多粪便中含水量，增加排便及排尿量；防风通圣丸8g/kg、防风通圣颗粒4、8g/kg灌服，可加快小鼠小肠炭末推进速率，增大小肠容积[1]。

·**解热作用** 防风通圣丸6、6g/kg，防风通圣颗粒3.3、6.6g/kg灌服，能降低2,4-二硝基酚引起的大鼠发热；本品也能降低角叉菜胶所致发热大鼠的体温[1]。

·**抗炎作用**　防风通圣丸 20g/kg，防风通圣颗粒 10、20g/kg 灌服，可抑制角叉菜胶所致大鼠足肿胀[1]。

·**抑菌作用**　体外试验，防风通圣颗粒对金黄色葡萄球菌、化脓性链球菌、肺炎链球菌、流感嗜血菌、脑膜炎奈瑟菌、大肠埃希菌有不同程度的抑菌作用，以对化脓性链球菌和大肠埃希菌抑菌作用为强；防风通圣颗粒 3、6、12g/kg 灌服，可降低金黄色葡萄球菌引起感染小鼠的死亡率[2]。

·**其他作用**　防风通圣丸浸膏 1.2g/kg 灌服，可降低蛋黄乳液造模小鼠血清胆固醇[3]。25% 防风通圣丸醇沉液能抑制兔体外血栓形成；1ml/kg 耳静脉注射，能降低家兔的正常血压，降压同时心率减慢；50ml/kg 灌服能降低小鼠耗氧量，预防氯仿诱发的小鼠房颤。75% 防风通圣丸醇沉液 30ml/kg 股静脉注射，可拮抗乌头碱诱发的大鼠心律失常。防风通圣丸醇沉液对离体蛙心也有抑制作用[4]。

【参考文献】

[1] 杜晓敏，丁文庆，李春子，等．防风通圣颗粒主要药效学研究 [J]．山东医药工业，1999，18（5）：1．

[2] 崔树玉，孙启华，孟蔚，等．防风通圣颗粒体内外抑菌试验研究 [J]．实用预防医学，1999，6（5）：47．

[3] 王世民，杨勇，武玉鹏，等．防风通圣丸降胆固醇作用的实验研究初报 [J]．中药药理与临床，1989，5（3）：3．

[4] 管喜文，龚传美，戴鉴之，等．防风通圣丸抗血栓、抗心律失常和降压作用的观察 [J]．中药药理与临床，1989，5（6）：6．

（二）风热表证常用中成药品种

金莲花颗粒（胶囊、片）

【处方】 金莲花提取物。

【功能与主治】 清热解毒。用于上呼吸道感染，咽炎，扁桃体炎。

【用法与用量】

颗粒剂：开水冲服。一次1袋，一日2～3次。

胶囊：口服。一次4粒，一日2～3次。

片剂：口服。一次3～4片，一日3次。

【注意事项】 忌食烟酒，辛辣、油腻食物。

【规格】

颗粒剂：每袋装8g。

胶囊：每粒装0.35g。

片剂：每片重0.7g。

【贮藏】 密封，置干燥处。

【临床报道】 用金莲花颗粒治疗上呼吸道感染100例（治疗组），用西瓜霜含片治疗上呼吸道感染30例（对照组）进行研究结果表明治疗组治愈70例（70%）明显高于对照组8例（26.67%），两组经 χ^2 检验有显著差异（$P < 0.05$）；而有效率、好转率，经 χ^2 检验无显著差异（$P > 0.05$），表明金莲花颗粒对上呼吸道感染治疗效果明显优于对照组[1]。

【参考文献】

[1] 孙立军，陈占清.金莲花颗粒治疗上呼吸道感染100例临

床观察 [J]. 河北医学，2010，16（11）：1041-1042.

柴胡口服液（滴丸）

【处方】柴胡。

【功能与主治】解表退热。用于外感发热，症见身热面赤、头痛身楚、口干而渴。

【用法与用量】

口服液：口服。一次 10 ~ 20ml，一日 3 次；小儿酌减。

丸剂：含服。一次 1 袋，一日 3 次。

【注意事项】

1．忌烟、酒及辛辣、生冷、油腻食物。

2．不宜在服药期间同时服用滋补性中药。

3．风寒感冒者不适用。

4．糖尿病患者及有高血压、心脏病、肝病、肾病等慢性病严重者应在医师指导下服用。

【规格】

口服液：每支装 10ml。

丸剂：每袋装 0.525g。

【贮藏】密封，置阴凉处。

【药理毒理】

·**解热作用**　柴胡口服液灌胃给药，对酵母所致家兔发热有解热作用[1]。

【临床报道】

1．柴胡口服液治疗外感发热 98 例，用柴胡注射液作对照，两组退热总有效率差异无显著性（ $P > 0.05$ ），但 4h 后退热作用比较，治疗组优于对照组（$P < 0.01$），结果表明通过剂型改革充分保留了药物有效成分，服用剂量小而方便，疗效快而持久[1]。

2．柴胡口服液联合利巴韦林分散片治疗儿童手足口病 50 例，疗效优于利巴韦林分散片[2]。

【参考文献】

[1] 河南省医学科学研究所．柴胡口服液的药效学试验报告 [J]．新药申报资料，1988．

[2] 王秀珍，李洁，林先毅．柴胡口服液治疗外感发热 142 例疗效观察 [J]．中国中医急症，2002，11（4）：239-240．

[3] 牛东方，杨美霞．柴胡口服液联合利巴韦林分散片治疗手足口病 50 例 [J]．河南中医，2011，31（9）：1001-1002．

蓝芩口服液

【处方】板蓝根、黄芩、栀子、黄柏、胖大海。

【功能与主治】清热解毒，利咽消肿。用于急性咽炎、肺胃实热证所致的咽痛、咽干、咽部灼热。

【用法与用量】口服。一次 20ml，一日 3 次。

【禁忌】脾虚大便溏者慎用，孕妇慎用。

【注意事项】

1．忌烟、酒及辛辣、鱼腥食物。

2．不宜在服药期间同时服用温补性中药。

3．属风寒感冒咽痛者慎用，症见恶寒发热、无汗、鼻流清涕。

【规格】每支装 10ml。

【贮藏】密封，置阴凉处。

【临床报道】应用蓝芩口服液对 106 例门诊病人进行临床研

究，结果显示总有效率95.10%，与对照组虽无显著性差异，但痊愈病人治愈时间比较差异有高度显著性，表明蓝芩口服液具有清热泻火、解毒消肿、利咽止痛、抗菌、抗病毒的功效。

【参考文献】

[1] 朱迪.蓝芩口服液治疗上呼吸道感染疗效观察 [J].贵州医药，2002，7（7）：641.

抗病毒口服液（颗粒、片）

【处方】 板蓝根、连翘、石膏、知母、芦根、地黄、广藿香、石菖蒲、郁金。

【功能与主治】 清热祛湿，凉血解毒。用于风热感冒，流感，症见发热、头痛、鼻塞、喷嚏、咽痛、全身乏力酸痛。

【用法与用量】

口服液：口服。一次10ml，一日2～3次（早饭前和午、晚饭后各服一次）。

颗粒剂：开水冲服。规格（1）一次12～24g，规格（2）一次3～6g，规格（3）一次9g，一日3次。

片剂：口服。一次4片，一日3次。

【禁忌】 孕妇、哺乳期妇女禁用。

【注意事项】

1．忌烟、酒及辛辣、生冷、油腻食物。

2．不宜在服药期间同时服用滋补性中药。

3．适用于风热感冒，症见发热，微恶风，有汗，口渴，鼻流浊涕，咽喉肿痛，咳吐黄痰。

4．脾胃虚寒泄泻者慎服。

5．高血压、心脏病、肝病、糖尿病、肾病等慢性病严重者应在医师指导下服用。

【规格】

口服液：每支装 10ml。

颗粒剂：每袋装（1）12g，（2）3g（无糖型），（3）9g（蔗糖型）。

片剂：每片重 0.55g。

【贮藏】 密封。

【药理毒理】 本品具有解热作用。

实验结果表明，抗病毒口服液可以显著抑制 2，4- 二硝基苯酚所致大鼠体温升高及细菌内毒素所致家兔体温升高，可提高家兔发热模型血红细胞 SOD 水平及活力和降低家兔发热模型 MDA 水平以及降低家兔发热模型血 TNF-A 水平[1]。

【参考文献】

[1] 苗明三，弓宝，史晶晶，等．抗病毒口服液解热作用 [J]．2005，25（1）：54-56.

金莲清热颗粒

【处方】 金莲花、大青叶、生石膏、知母、生地黄、玄参、苦杏仁（炒）。

【功能与主治】 清热解毒，利咽生津，止咳祛痰。用于外感热证，症见发热、口渴、咽干、咽痛、咳嗽、痰稠，及流行性感冒、上呼吸道感染见上述证候者。

【用法与用量】 口服。成人一次 1 袋，一日 4 次；小儿 1 岁以下，一次 1/2 袋，一日 3 次；1 ~ 15 岁，一次 1/2 ~ 1 袋，一日4次。

【禁忌】 孕妇禁用。

【注意事项】

1. 忌烟、酒及辛辣、生冷、油腻食物。

2. 不宜在服药期间同时服用滋补性中药。

3. 脾胃虚寒泄泻者慎服。

4. 高血压、心脏病、肝病、糖尿病、肾病等慢性病严重者及婴儿应在医师指导下服用。

【规格】 每袋装5g。

【贮藏】 密闭，置阴凉干燥处。

银翘解毒丸（颗粒、胶囊、软胶囊、片）

【处方】 金银花、连翘、薄荷、荆芥、淡豆豉、牛蒡子（炒）、桔梗、淡竹叶、甘草。

【功能与主治】 疏风解表，清热解毒。用于风热感冒，症见发热头痛、咳嗽口干、咽喉疼痛。

【用法与用量】

丸剂：规格（1）浓缩蜜丸，规格（2）大蜜丸、水蜜丸，用芦根汤或温开水送服，一次1丸，一日2~3次。规格（3）浓缩丸，口服，一次0.7~0.8g，一日3次。

颗粒剂：开水冲服。规格（1）一次5g，规格（2）一次15g，一日3次；重症者加服1次。

胶囊：口服。一次4粒，一日2~3次。

软胶囊：口服。一次2粒，一日3次。

片剂：口服。规格（1）、（2）、（3）一次4片，一日2~3次。

【注意事项】

1．忌烟、酒及辛辣、生冷、油腻食物。

2．不宜在服药期间同时服用滋补性中成药。

3．风寒感冒者不适用，其表现为恶寒重，发热轻，无汗，鼻塞流清涕，口不渴，咳吐稀白痰。

【规格】

丸剂：（1）每丸重3g，（2）每丸重9g，（3）每10丸重1.5g。

颗粒剂：每袋装（1）2.5g，（2）15g。

胶囊：每粒装0.4g。

软胶囊：每粒装0.45g。

片剂：（1）每片重0.3g，（2）素片每片重0.5g，（3）薄膜衣片每片重0.52g。

【贮藏】密封。

【药理毒理】银翘解毒片有一定解热、镇痛和抗病原微生物作用。

· **解热作用** 银翘解毒片灌胃给药2天，对三联菌苗所致大鼠发热有解热作用[1]。

· **抗菌作用** 银翘解毒片灌胃给药，能降低肺炎双球菌感染小鼠的死亡率。体外试验，银翘解毒片对金黄色葡萄球菌、枯草杆菌、变形杆菌、沙门氏菌、肺炎链球菌、铜绿假单胞菌等均有抑制作用[1]。

· **抗病毒作用** 银翘解毒片腹腔注射，对甲型流感病毒粤防72-243感染小鼠有保护作用，但口服给药无效[1]。体外试验，银翘解毒片对流感病毒甲1、甲3型有抑制作用[1]。

· **镇痛作用** 银翘解毒片对小鼠灌胃，能减少醋酸所致扭体次数，小鼠腹腔注射，能提高热板刺激的痛阈值[1]。

· **毒理** 长期毒性试验，银翘解毒片灌胃给药 10 周，大鼠体重增长、血液学、血液生化学、主要脏器组织学检查均未见明显异常，停药 2 周亦无异常发现[2]。

【临床报道】来自门诊的风热感冒所致发热头痛患者 972 例，分别用银翘解毒丸、银翘解毒片、银翘解毒蜜治疗。银翘解毒丸 2 个疗程治愈率 75.2%（249 例），有效率 81.3%（269 例）。银翘解毒片 2 个疗程治愈率 78.9%（228 例），有效率 86.5%（250 例）。银翘解毒蜜 2 个疗程治愈率 83.0%（292 例），有效率 92.6%（326 例）[3]。

【参考文献】

[1] 周远鹏，江京莉，严少敏，等．银翘解毒片的药理研究 [J]．中成药，1990，（1）：22.

[2] 王宗伟，吴杰，危建安，等．银翘解毒片长期毒性实验研究 [J]．中医研究，2001，14（3）：13.

[3] 季书花，李潞勇，孛文虎．银翘解毒丸改剂及疗效观察 [J]．中国民间疗法，2008，1：36.

双黄连合剂（颗粒、胶囊、片）

【处方】金银花、黄芩、连翘。

【功能与主治】疏风解表，清热解毒。用于外感风热所致的感冒，症见发热、咳嗽、咽痛。

【用法与用量】

合剂：口服。一次 20ml，一日 3 次；小儿酌减或遵医嘱。

颗粒剂：口服或开水冲服。规格（1）一次 10g，一日 3 次；

6个月以下，一次2～3g；6个月～1岁，一次3～4g；1～3岁，一次4～5g；3岁以上儿童酌量或遵医嘱。规格（2）一次5g，一日3次；6个月以下，一次1～1.5g；6个月～1岁，一次1.5～2g；1～3岁，一次2～2.5g；3岁以上儿童酌量或遵医嘱。

胶囊：口服。一次4粒，一日3次；小儿酌减或遵医嘱。

片剂：口服。一次4片，一日3次；小儿酌减或遵医嘱。

【注意事项】

1．忌烟、酒及辛辣、生冷、油腻食物。

2．不宜在服药期间同时服用滋补性中药。

3．风寒感冒者不适用。

4．糖尿病患者及有高血压、心脏病、肝病、肾病等慢性病严重者应在医师指导下服用。

【规格】

合剂：（1）每瓶装100ml，（2）每瓶装200ml，（3）每支装10ml，（4）每支装20ml。

颗粒剂：每袋装（1）5g（相当于净饮片15g），（2）5g（相当于净饮片30g）。

胶囊：每粒装0.4g。

片剂：每片重0.53g。

【贮藏】密封，避光，置阴凉处。

【药理毒理】双黄连口服液有解热、抗炎和一定抗病原微生物的作用。

·解热、抗炎作用 双黄连口服液22.5（生药）g/kg灌胃，对大肠杆菌内毒素所致家兔发热有解热作用[1]。双黄连口服液对二甲苯致小鼠耳肿胀、蛋清性大鼠足趾肿胀、H^+致小鼠腹腔毛细血管通透性提高均具有明显的抑制作用；双黄连口服液能明显抑制发热模型家兔肛温的升高[2]。

· **抗菌作用**　体外试验，双黄连口服液对甲型链球菌、乙型链球菌、大肠杆菌、铜绿假单胞菌、肺炎双球菌、金黄色葡萄球菌、白色葡萄球菌、变形杆菌、脑膜炎双球菌、白喉杆菌、幽门螺旋杆菌有一定的抑制作用[1, 3 ~ 5]。

· **抗病毒作用**　双黄连口服液对呼吸道合胞病毒（RSV）感染鼠有保护作用，能降低组织内病毒滴度，阻止体内病毒复制，抗RSV作用类似于同剂量的病毒唑[6]；能抗流感 A_3 型病毒[7]。双黄连口服液灌胃，可减轻柯萨奇病毒 B_3 感染所致病毒性心肌炎模型小鼠的心肌病理性损伤，抑制心肌内病毒的复制[8]。能显著抑制 H9N2 亚型禽流感病毒引起的小鼠肺炎实变，对感染小鼠有显著的生命保护作用，对感染病毒后小鼠脾脏和胸腺萎缩具有显著的抑制作用，并能提升感染小鼠脾脏中 CD^{4+}/CD^{8+} 值[9]。

· **毒理**　急性毒性试验灌服双黄连口服液达 225g（生药）/kg 小鼠活动仍正常，也无死亡；长期毒性试验，双黄连口服液 54g（生药）/kg 和 27g（生药）/kg 给大鼠灌胃 30 天，体重、血液学指标、血液生化学指标、重要脏器系数及病理组织学检查均未见明显异常[10]。

【临床报道】用双黄连口服液治疗呼吸道感染 100 例，疗效显著，其有效率达 99%。在退热、咽痛、咽充血、止咳、血象及胸片正常方面均优于对照组，故及早使用有利于缩短疗程，减少病情变化[11]。本品治疗流行性感冒比单纯利巴韦林滴注治疗具有更好的临床疗效[12]，对轻型甲型 H1N1 流感病例具有较好的疗效[13]。

【参考文献】

[1] 于震，王军，周红艳，等.双黄连粉剂抑菌、清热实验研

究 [J]. 中医研究, 2000, 13（2）: 28.

[2] 叶沛光, 黄余龙. 双黄连口服液抗炎解热作用的实验研究 [J]. 宜春学院学报（自然科学）, 2006, 28（2）: 110-111.

[3] 刘春, 白瑞珍, 宗润芝. 双黄连口服液杀菌效果的实验研究 [J]. 辽宁中医学院学报, 2001, 3（4）: 305.

[4] 高法彬, 邱世翠, 彭启海, 等. 双黄连口服液体外抑菌作用研究 [J]. 时珍国医国药, 2001, 12（7）: 584.

[5] 蒋振明, 徐国缨, 张存钧, 等. 中药复方对幽门螺旋杆菌抑菌作用的体外实验 [J]. 中国中西医结合消化杂志, 2001, 9（2）: 101.

[6] 吴成林, 杨占秋, 侯炜, 等. 双黄连口服液抗呼吸道合胞病毒的实验研究 [J]. 数理医药学杂志, 2005, 18（6）: 592-594.

[7] 佟奎明, 周昆, 王德全, 等. 双黄连口服液抗流感病毒作用的实验观察 [J]. 佳木斯医学院学报, 1990, 13（4）: 340-341.

[8] 金玉兰, 朴美花, 曹东铉, 等. 双黄连和干扰素对急性病毒性心肌炎小鼠的影响 [J]. 中国中医药科技, 2002, 9（2）: 78.

[9] 周雪梦, 陆春妮, 亓文宝, 等. 清开灵和双黄连口服液体内抗禽流感病毒作用 [J]. 中草药, 2011, 7: 24.

[10] 解黎雯, 关昕, 黄红, 等. 双黄连口服液毒性试验研究 [J]. 基层中药杂志, 1999, 13（2）: 20.

[11] 林娟, 潘秀华. 双黄连口服液治疗呼吸道感染100例 [J]. 福建中医杂志, 1997, 28（6）: 26.

[12] 张仁衍, 王玲. 中西医结合治疗流行性感冒40例临床观察 [J]. 实用中西医结合临床, 2011, 11（3）: 23-24.

[13] 李效全, 刘佳易, 胡琪. 利巴韦林联合双黄连口服液治疗

13 例轻型甲型 H1N1 流感临床观察 [J]. 实用医院临床杂志，2010，
7（3）：96.

九味双解口服液

【处方】 柴胡、熟大黄、青蒿、金银花、酒黄芩、大青叶、蒲
公英、重楼、草果（去皮，姜制）。

【功能与主治】 解表清热，泻火解毒。用于外感风热表邪所致
的风热感冒，表里俱热，症见发热或恶风，头痛，鼻塞，咳嗽，
流涕，咽痛或伴红肿，口渴或伴溲赤，便干。

【用法与用量】 口服。一次 20ml，一日 3 次。儿童减量服用，
1 ~ 2 岁一次 3ml，一日 2 次；3 ~ 4 岁一次 5ml，一日 2 次；
5 ~ 6 岁一次 5ml，一日 3 次；7 ~ 9 岁一次 10ml，一日 2 次；
13 ~ 14 岁一次 20ml，一日 2 次。

【禁忌】 孕妇慎用。

【注意事项】

1．忌烟、酒及辛辣、生冷、油腻食物。

2．不宜在服药期间同时服用滋补性中药。

3．风寒感冒者不适用。

4．糖尿病患者及有高血压、心脏病、肝病、肾病等慢性病严
重者应在医师指导下服用。

5．儿童、哺乳期妇女、年老体弱及脾虚便溏者应在医师指导
下服用。

【规格】 每支装 10ml。

【贮藏】 密封，置阴凉处。

柴黄颗粒（片、胶囊）

【处方】 柴胡、黄芩提取物（以黄芩苷计）。

【功能与主治】 清热解毒。用于上呼吸道感染，感冒发热。

【用法与用量】

颗粒剂：口服。一次 1 袋，一日 2 次。

片剂：口服。一次 3～5 片，一日 2 次。

胶囊：口服。一次 3～5 粒，一日 2 次。

【禁忌】 糖尿病患者禁服。

【注意事项】

1．忌烟、酒及辛辣、生冷、油腻食物。

2．不宜在服药期间同时服用滋补性中药。

3．风寒感冒者慎服。

4．孕妇慎用。

【规格】

颗粒剂：每袋装 4g。

片剂：薄膜衣片，每片重 0.5g；糖衣片，片芯重 0.5g。

胶囊：每粒装 0.42g。

【贮藏】 密封，置阴凉处。

【药理毒理】 本品具有一定解热、抗炎、抗菌作用。

·**解热作用** 柴黄片与柴黄颗粒对角叉菜胶与 2，4- 二硝基酚所致的大鼠发热有解热作用[1]。

·**抗炎作用** 柴黄片与柴黄颗粒对二甲苯所致小鼠而耳肿胀有抑制作用[1]。柴黄片能抑制醋酸所致小鼠腹腔毛细血管通透性增高，抑制皮肤被动超敏反应[2]。

·抗菌作用 柴黄片含药血清对大肠杆菌和流感嗜血杆菌有抑制作用[2]。体外实验，柴黄片对金黄色葡萄球菌、藤黄八叠球菌、大肠杆菌、铜绿假单胞菌均有抑制作用[3]。

【参考文献】

[1] 刘亚欧，白筱璐，余悦，等. 柴黄制剂的解热抗炎作用研究 [J]. 中药药理与临床，2008，24（2）：22-24.

[2] 韩俭，吴勇杰，李文广，等. 柴黄片的抗炎、抗过敏、抗菌作用研究 [J]. 中药药理与临床，2003，19（2）：36.

[3] 刘炳茹，王伟，屈晓原. 柴黄片剂及其口服液的体外抑菌作用研究 [J]. 时珍国医国药，2000，11（5）：397.

复方双花颗粒（口服液）

【处方】 金银花、连翘、穿心莲、板蓝根。

【功能与主治】 清热解毒，利咽消肿。用于风热外感，症见发热、微恶风、头痛、鼻塞流涕，咽红而痛或咽喉干燥灼痛，吞咽则加剧，咽扁桃体红肿。

【用法与用量】

颗粒剂：口服。成人一次 6g，一日 4 次；儿童 3 岁以下一次 3g，一日 3 次；3 ~ 7 岁一次 3g，一日 4 次；7 岁以上一次 6g，一日 3 次，疗程 3 天。

口服液：口服。成人一次 20ml，一日 4 次；儿童 3 岁以下一次 10ml，一日 3 次；3 ~ 7 岁一次 10ml，一日 4 次；7 岁以上一次 20ml，一日 3 次，疗程 3 天。

【注意事项】

1. 忌烟、酒及辛辣、生冷、油腻食物。

2．不宜在服药期间同时服用滋补性中药。

3．风寒感冒者不适用，其表现为恶寒重，发热轻，无汗，头痛，鼻塞，流清涕，喉痒咳嗽。

4．高血压、心脏病、肝病、肾病、糖尿病等慢性病严重者应在医师指导下服用。

5．出现严重症状如胸闷、心悸等应立即停药。

【规格】

颗粒剂：每袋装 6g。

口服液：每支装 10ml。

【贮藏】密封。

穿心莲内酯滴丸

【处方】穿心莲内酯。

【功能与主治】清热解毒，抗菌消炎。用于上呼吸道感染风热证所致的咽痛。

【用法与用量】口服。一次 1 袋，一日 3 次。

【注意事项】

1．忌烟、酒及辛辣、鱼腥食物。

2．不宜在服药期间同时服用温补性中药。

3．孕妇慎用。

4．脾胃虚寒大便溏者慎用。

【规格】每袋装 0.6g（含穿心莲内酯 0.15g）。

【贮藏】密封。

清热解毒颗粒

【处方】黄连、水牛角、玄参、金银花、地黄、大青叶、连翘、知母、石膏。

【功能与主治】清热解毒，养阴生津，泻火。用于风热型感冒，流行性腮腺炎及轻、中型乙型脑炎。

【用法与用量】开水冲服。规格（1）、（2）一次18g，一日3次；小儿酌减或遵医嘱。

【禁忌】孕妇忌服。

【注意事项】

1. 忌烟、酒及辛辣、生冷、油腻食物。

2. 不宜在服药期间同时服用滋补性中药。

3. 适用于风热证，表现为发热面赤，烦躁口渴，咽喉肿痛。

4. 风寒感冒者不适用，其表现为恶寒重，发热轻，无汗，头痛，鼻塞，流清涕，喉痒咳嗽。

5. 脾胃虚寒者慎用，症见腹痛、喜暖、泄泻。

【规格】每袋装（1）9g，（2）18g。

【贮藏】密封。

清热解毒颗粒

【处方】石膏、金银花、玄参、地黄、连翘、栀子、甜地丁、黄芩、龙胆、板蓝根、知母、麦冬。

【功能与主治】清热解毒。用于热毒壅盛所致的发热面赤、烦躁口渴、咽喉肿痛等症；流感、上呼吸道感染见上述证候者。

【用法与用量】口服。一次5～10g，一日3次；或遵医嘱。

【禁忌】孕妇忌服。

【注意事项】

1. 忌烟、酒及辛辣、生冷、油腻食物。

2．不宜在服药期间同时服滋补性中药。

3．适用于风热证，表现为发热面赤，烦躁口渴，咽喉肿痛。

4．风寒感冒者不适用，其表现为恶寒重，发热轻，无汗，头痛，鼻塞，流清涕，喉痒咳嗽。

5．脾胃虚寒者慎用，症见腹痛、喜暖、泄泻。

【规格】每袋装 5g。

【贮藏】密封。

清开灵颗粒（胶囊、片）

【处方】胆酸、珍珠母、猪去氧胆酸、栀子、水牛角、板蓝根、黄芩苷、金银花。

【功能与主治】清热解毒，镇静安神。用于外感风热时毒、火毒内盛所致高热不退、烦躁不安、咽喉肿痛，舌质红绛、苔黄、脉数者；上呼吸道感染、病毒性感冒、急性化脓性扁桃体炎、急性咽炎、急性气管炎、高热等见上述证候者。

【用法与用量】

颗粒剂：口服。一次 1～2 袋，一日 2～3 次；儿童酌减或遵医嘱。

胶囊：口服。一次 2～4 粒，一日 3 次；儿童酌减或遵医嘱。

片剂：口服。一次 1～2 片，一日 3 次；儿童酌减或遵医嘱。

【禁忌】孕妇禁用，糖尿病患者禁服。

【注意事项】

1．忌烟、酒及辛辣、生冷、油腻食物。

2．不宜在服药期间同时服滋补性中药。

3．风寒感冒者不适用，其表现为恶寒重，发热轻，无汗，头痛，鼻塞，流清涕，喉痒咳嗽。

4．高血压、心脏病患者慎服；平素脾胃虚寒及久病体虚患者出现腹泻时慎服。

【规格】

颗粒剂：每袋装 3g（含黄芩苷 20mg）。

胶囊：每粒装 0.25g（含黄芩苷 10mg）。

片剂：每片重 0.5g（含黄芩苷 20mg）。

【贮藏】密封。

小柴胡颗粒（片）

【处方】柴胡、黄芩、姜半夏、党参、生姜、甘草、大枣。

【功能与主治】解表散热，疏肝和胃。用于外感病，邪犯少阳证，症见寒热往来、胸胁苦满、食欲不振、心烦喜呕、口苦咽干。

【用法与用量】

颗粒剂：开水冲服。一次 1～2 袋，一日 3 次。

片剂：口服。一次 4～6 片，一日 3 次。

【注意事项】

1．忌烟、酒及辛辣、生冷、油腻食物。

2．风寒感冒者不适用。

3．糖尿病患者及有高血压、心脏病、肝病、肾病等慢性病严重者应在医师指导下服用。

【规格】

颗粒剂：每袋装 10g。

片剂：每片重 0.4g。

【贮藏】密封。

柴胡滴丸

【处方】柴胡。

【功能与主治】解表退热。用于外感发热，症见身热面赤、头痛身楚、口干而渴。

【用法与用量】含服。一次1袋，一日3次。

【禁忌】孕妇慎用。

【注意事项】

1．忌烟、酒及辛辣、生冷、油腻食物。

2．不宜在服药期间同时服用滋补性中药。

3．高血压、心脏病、肝病、糖尿病、肾病等慢性病严重者应在医师指导下服用。

【规格】每袋装0.525g。

【贮藏】密封，置阴凉干燥处。

柴银口服液

【处方】柴胡、金银花、黄芩、葛根、荆芥、青蒿、连翘、桔梗、苦杏仁、薄荷、鱼腥草。

【功能与主治】清热解毒，利咽止渴。用于上呼吸道感染外感内热证，症见发热恶风，头痛，咽痛，汗出，鼻塞流涕，咳嗽，舌边尖红，苔薄黄等症。

【用法与用量】口服。一次20ml，一日3次，连服3天。

【注意事项】脾胃虚寒者宜温服。

【规格】每瓶装20ml。

【贮藏】密封，置阴凉干燥处。

【药理毒理】本品具有解热作用。

柴银口服液是一种新型的抗感冒口服液，具有清热解毒，利咽止咳之功效。本实验通过观察柴银口服液对内毒素诱导的大鼠发热模型的影响，考察它的解热作用。结果发现，对不同剂量的内毒素诱导的大鼠发热均有显著的解热作用[1]。

【参考文献】

[1] 江启煜，黄文恒．柴银口服液对大鼠内毒素诱导发热模型的影响 [J]．贵阳中医学院学报，2010，5（3）：71-73．

冬凌草片

【处方】冬凌草。

【功能与主治】清热解毒，消肿散结，利咽止痛。用于热毒壅盛所致咽喉肿痛、声音嘶哑；扁桃体炎、咽炎、口腔炎见上述证候者及癌症的辅助治疗。

【用法与用量】口服。一次2～5片，一日3次。

【注意事项】

1．忌辛辣、鱼腥食物。

2．用于咽炎、扁桃体炎之轻症，凡体温高、扁桃体化脓者慎用。

【规格】薄膜衣片，每片重0.26g；糖衣片，片芯重0.25g。

【贮藏】密封。

板蓝根颗粒

【处方】板蓝根。

【功能与主治】清热解毒，凉血利咽。用于肺胃热盛所致的咽喉肿痛、口咽干燥、腮部肿胀；急性扁桃体炎、腮腺炎见上述证候者。

【用法与用量】 开水冲服。规格（1）一次 3 ~ 6g，规格（2）、（3）一次 5 ~ 10g，一日 3 ~ 4 次。

【注意事项】

1．忌烟、酒及辛辣、生冷、油腻食物。

2．不宜在服药期间同时服用滋补性中药。

3．风寒感冒者不适用，其表现为恶寒重，发热轻，无汗，鼻塞流清涕，口不渴，咳吐稀白痰。

【规格】 每袋装（1）3g（相当于饮片7g），（2）5g（相当于饮片7g），（3）10g（相当于饮片14g）。

【贮藏】 密封。

牛黄清感胶囊

【处方】 黄芩、山银花、连翘、人工牛黄、珍珠母。

【功能与主治】 疏风解表，清热解毒。用于外感风热，内郁化火所致的感冒发热，咳嗽，咽痛。

【用法与用量】 口服。一次 2 ~ 4 粒，一日 3 次；儿童酌减或遵医嘱。

【禁忌】 孕妇禁用。

【注意事项】

1．忌烟、酒及辛辣、生冷、油腻食物。

2．不宜在服药期间同时服用滋补性中药。

3．风寒感冒者不适用，其表现为恶寒重，发热轻，无汗，头痛，鼻塞，流清涕，喉痒咳嗽。

4．脾胃虚寒者慎用，症见腹痛、喜暖、泄泻。

【规格】 每粒装 0.3g。

重感灵片（胶囊）

【处方】 葛根、毛冬青、板蓝根、马鞭草、青蒿、羌活、石膏、安乃近、马来酸氯苯那敏。

【功能与主治】 解表清热，消炎止痛。用于恶寒、发热、四肢酸痛、鼻塞、咽喉肿痛、咳嗽等。

【用法与用量】

片剂：口服。一次 4～6 片，一日 3～4 次。

胶囊：口服。一次 3～4 粒，一日 3～4 次。

【注意事项】 孕妇慎用，用药期间不宜驾驶车辆、管理机器及高空作业等。

【规格】

片剂：基片重 0.25g（含安乃近 50mg）。

胶囊：每粒装 0.5g（含安乃近 62.5mg、马来酸氯苯那敏 0.75mg）。

【贮藏】 密封。

复方感冒灵颗粒（胶囊、片）

【处方】 金银花、五指柑、野菊花、三叉苦、南板蓝根、岗梅、对乙酰氨基酚、马来酸氯苯那敏、咖啡因。

【功能与主治】 辛凉解表，清热解毒。用于风热感冒之发热，微恶风寒，头身痛，口干而渴，鼻塞涕浊，咽喉红肿疼痛，咳嗽，痰黄黏稠。

【用法与用量】

颗粒剂：用开水冲服。一次 14g，一日 3 次；2 天为一疗程。

胶囊：口服。一次 2 粒，一日 3 次；2 天为一疗程。

片剂：口服。一次 4 片，一日 3 次；2 天为一疗程。

【禁忌】 严重肝肾功能不全者禁用。

【注意事项】

1．忌烟、酒及辛辣、生冷、油腻食物。

2．不宜在服药期间同时服用滋补性中药。

3．风寒感冒者不适用，其表现为恶寒重，发热轻，无汗，头痛，鼻塞，流清涕，喉痒咳嗽。

4．本品含对乙酰氨基酚、马来酸氯苯那敏、咖啡因，服用本品期间不得饮酒或含有酒精的饮料；不能同时服用与本品成份相似的其他抗感冒药；肝、肾功能不全者慎用；膀胱颈梗阻、甲状腺功能亢进、青光眼、高血压和前列腺肥大者慎用；孕妇及哺乳期妇女慎用；服药期间不得驾驶机、车、船，从事高空作业、机械作业及操作精密仪器。

5．有糖尿病、心脏病等慢性病严重者应在医师指导下服用。

【规格】

颗粒剂：每袋装 14g；每块重 14g（含原药材 25g，含对乙酰氨基酚 168mg）。

胶囊：每粒装 0.5g（含对乙酰氨基酚 84mg）。

片剂：每片含原药材 6.25g，含对乙酰氨基酚 42mg。

【贮藏】 密封。

感冒清胶囊（片）

【处方】 南板蓝根、大青叶、金盏银盘、岗梅、山芝麻、穿心莲叶、对乙酰氨基酚、盐酸吗啉胍、马来酸氯苯那敏。

【功能与主治】疏风解表，清热解毒。用于风热感冒，发热，头痛，鼻塞流涕，喷嚏，咽喉肿痛，全身酸痛等症。

【用法与用量】

胶囊：口服。一次1～2粒，一日3次。

片剂：口服。一次3～4片，一日3次。

【注意事项】用药期间不宜驾驶车辆、管理机器及高空作业等。

【禁忌】尚不明确。

【规格】

胶囊：每粒装0.5g（含对乙酰氨基酚24mg）。

片剂：基片重0.22g（含对乙酰氨基酚12mg，盐酸吗啉胍12mg）。

【贮藏】密封。

双黄连注射液

【处方】金银花、黄芩、连翘。

【功能与主治】清热解毒，清宣风热。用于外感风热引起的发热、咳嗽、咽痛。适用于病毒及细菌感染的上呼吸道感染、肺炎、扁桃体炎、咽炎等。

【用法与用量】静脉注射，一次10～20ml，一日1～2次。静脉滴注，每次公斤体重1ml，加入生理盐水或5%～10%葡萄糖溶液中。肌注，一次2～4ml，一日2次。

【注意事项】

1．用药前要认真询问患者对本品的过敏史。

2．对本品有过敏史的患者应慎用，过敏体质者应避免使用。

3．咳喘病、严重血管神经性水肿、静脉炎患者对本品有过敏史者，年老体弱者、心肺严重疾患者应避免使用。

4．使用本品时不应与其他药品混用，最好单用。

5．15岁以下，50岁以上患者使用本品时应注意监护。

6．不得超剂量或浓度（建议静脉滴注时药液浓度不应超过15%）应用，尤其是儿童，要严格按体重计算用量。

7．静脉滴注双黄连注射液应遵循先慢后快的原则。开始滴注时应为20滴/分钟，15～20分钟后，患者无不适，可改为40～60滴/分钟，并注意监护患者有无不良反应发生。

8．本品与生理盐水或5%～10%葡萄糖溶液配伍时如出现沉淀，请勿使用（双黄连注射液的最佳配伍PH值为4.98～5.45）。

9．首次用药应密切注意观察，一旦出现皮疹、瘙痒、颜面充血，特别是出现心悸、胸闷、呼吸困难、咳嗽等症状应立即停药，及时给予脱敏治疗。

【规格】每支装20ml。

【贮藏】密封，避光，置凉暗处（不超过20℃）。

【药理毒理】双黄连注射液可明显降低动物和人体血浆内毒素含量，延长内毒素休克小鼠的平均生存时间，对内毒素所致大鼠的肝、肺、肾等损害具有保护作用。双黄连注射液在生物体内具有显著的抗内毒素作用[1]。

【参考文献】

[1] 王彦美，姜庆城，杨振中，等. 双黄连注射液在生物体内抗细菌内毒素的实验研究 [J]. 临沂医学专科学校学报，2002，24（1）：33-35.

热毒宁注射液

【处方】 青蒿、金银花、栀子。

【功能与主治】 清热，疏风，解毒。用于外感风热所致感冒、咳嗽，症见高热、微恶风寒、头痛身痛、咳嗽、痰黄，上呼吸道感染、急性支气管炎见上述症状者。

【用法与用量】 静脉滴注。成人一次 20ml，一日 1 次；儿童 3～5 岁，不超过 10ml；6～10 岁，一次 10ml；11～13 岁，一次 15ml；14～17 岁，一次 20ml。

【注意事项】

1．个别患者可出现头晕、胸闷、口干、腹泻、恶心呕吐。

2．偶见全身发红、瘙痒或皮疹等过敏反应。

3．本品不宜与其他药物混合使用，与青霉素、氨基糖苷类和大环内酯类药物配伍使用时可产生混浊或沉淀。

4．本品滴速过快可能导致头晕、胸闷和局部皮疹。

【规格】 每支装 10ml。

【贮藏】 避光保存，置阴凉处。

柴胡注射液

【处方】 本品为柴胡经水蒸气蒸馏制成的灭菌水溶液。

【功能与主治】 清热解表。用于治疗感冒、流行性感冒及疟疾等的发热。

【用法与用量】 肌内注射。一次 2～4ml，一日 1～2 次。

【不良反应】 本品所致不良反应包括过敏性休克、过敏性哮喘、晕厥、眩晕、昏迷、急性肾衰竭、急性肺水肿、大疱性表皮松解型药疹、致死等，其中头晕、恶心和过敏反应比例较大[1]。

【禁忌】 孕妇禁用。

【注意事项】

1．本品为退热解表药，无发热者不宜使用。

2．本品应避免与其它药物混合使用。

3．发现药液出现混浊、沉淀、变色、漏气等现象时不能使用。

【贮藏】 密封，避光，置阴凉处。

【药理毒理】 本品具有解热、抗病毒的作用。

·**解热作用** 本品肌内注射对伤寒菌苗致热家兔和内毒素致热大鼠均有解热作用[2]。

·**抗病毒作用** 体外实验，本品对呼吸道合胞病毒有抑制作用。其最大无毒浓度、半效有效浓度、最小有效浓度分别为1000μg/ml、500μg/ml、250μg/ml，治疗指数是4[3]。

【参考文献】

[1] 国家药典委员会编.《临床用药须知·中药成方制剂卷》（2010年版）[M].北京：中国医药科技出版社，2011：68.

[2] 施顺清，俞丽霞，沈梅贞，等.羚羊清热微型灌肠剂的药效学与临床疗效初步研究[J].中成药，2001，23（8）：584.

[3] 廖传胜，余道文，董继华.柴胡注射液抑制呼吸道合胞病毒的研究[J].深圳中西医结合杂志，1999，9（2）：20.

（三）暑湿表证常用中成药品种

藿香正气水（口服液、软胶囊）

【处方】 苍术、陈皮、厚朴（姜制）、白芷、茯苓、大腹皮、生半夏、甘草浸膏、广藿香油、紫苏叶油。

【功能与主治】 解表化湿，理气和中。用于外感风寒、内伤湿滞或夏伤暑湿所致的感冒，症见头痛昏重、胸膈痞闷、脘腹胀痛、呕吐泄泻；胃肠型感冒见上述证候者。

【用法与用量】

酊剂：口服。一次5～10ml，一日2次，用时摇匀。

口服液：口服。一次5～10ml，一日2次，用时摇匀。

软胶囊：口服。一次2～4粒，一日2次。

【注意事项】

1. 忌烟、酒及辛辣、生冷、油腻食物，饮食宜清淡。

2. 不宜在服药期间同时服用滋补性中药。

3. 有高血压、心脏病、肝病、糖尿病、肾病等慢性病严重者应在医师指导下服用。

4. 本品含乙醇（酒精）40％～50％，服药后不得驾驶机、车、船，从事高空作业、机械作业及操作精密仪器。

【规格】

酊剂：每支装10ml。

口服液：每支装10ml。

软胶囊：每粒装0.45g。

【贮藏】 密封。

【药理毒理】 本品有一定影响肠运动及屏障功能、抗过敏、抗菌、抗病毒等作用。

· **对肠运动及屏障功能的影响** 藿香正气水能够抑制由激动剂－卡巴胆碱（CCH）和KCl引起大鼠结肠平滑肌的收缩，抑制收缩的作用与抑制平滑肌细胞膜上钙通道的开放是相关的[1]。藿香正气水能抑制家兔、豚鼠等实验动物离体肠肌的自发活动，并能缓解组胺、乙酰胆碱、氯化钡等所致肠肌痉挛[2, 3]；藿香正气水灌胃能抑制乙酰胆碱所致在体家兔肠肌张力的增高[4, 5]，抑制毒扁豆碱所致犬、家兔在体肠管的痉挛性收缩[4]。

·**抗过敏作用**　藿香正气水和口服液在体外可抑制大鼠肥大细胞脱颗粒[6]，藿香正气水含药血清也能抑制嗜碱白细胞的脱颗粒及 IL-3 所致组胺释放[7]。

·**镇吐作用**　藿香正气水对硫酸铜所致家鸽的呕吐反应，可延长其发生的潜伏期，减少呕吐次数，还可抑制小鼠胃肠运动[2]。

·**抗菌、抗病毒作用**　藿香正气水能抑制痢疾杆菌、大肠杆菌的生长，使流感病毒感染鸡胚的血凝滴度下降[2]。

【临床报道】将 200 例感冒夹湿患者随机分为治疗组 100 例，对照组 100 例，分别给予藿香桂枝汤和藿香正气水治疗，疗程 3 天。治疗组总有效率为 92%，对照组 74%，两组比较有统计学意义（$P < 0.05$）；两组用药均能改善患者的临床症状和体征（$P < 0.05$ 或 $P < 0.01$），治疗组在改善患者恶寒、鼻塞、流涕、咳嗽、咯痰等症状方面疗效优于对照组（$P < 0.05$）；两组治疗前后实验室检查未见明显变化；治疗过程中未见有药物相关的毒副作用[8]。

【参考文献】

[1] 李康，陈思亮，周文良，等. 中药藿香正气水对大鼠结肠平滑肌收缩的机理研究 [J]. 中国实验方剂学杂志，2010，16（5）：131-134.

[2] 田文艺，兰芳，肖永新，等. 藿香正气胶囊和藿香正气水药理作用的比较 [J]. 中成药，1990，12（4）：31.

[3] 刘中煜，袁美明，聂正惠，等. 藿香正气水解痉、镇痛和抗菌作用实验观察 [J]. 中草药，1984，15（12）：15.

[4] 周雪仙，王克美. 藿香正气丸（水）对肠平滑肌的作用 [J]. 湖南中医学院学报，1984，（1）：62.

[5] 高振贺，姚林富，王红. 藿香正气冲剂与水剂对家兔在体肠张力影响的比较 [J]. 天津药学，1991，3（1）：15.

[6] 余传星，朱玲. 藿香正气水阻断肥大细胞脱颗粒的实验研究 [J]. 中医药研究，1994，（4）：60.

[7] Yu Chuanxing, Zhu Ling.Experimental researches on inhibitory effect of Huoxiang Zhengqi Liquid on histamine release[J]. CJIM，2003，9（4）：276.

[8] 褚蕾，朱虹江. 藿香桂枝汤与藿香正气水治疗外感夹湿型感冒 100 例临床对照观察 [J]. 云南中医学院学报，2007，30（5）：45-47.

保济丸（口服液）

【处方】钩藤、菊花、蒺藜、厚朴、木香、苍术、天花粉、广藿香、葛根、化橘红、白芷、薏苡仁、稻芽、薄荷、茯苓、广东神曲。

【功能与主治】解表，祛湿，和中。用于暑湿感冒，症见发热头痛、腹痛腹泻、恶心呕吐、肠胃不适；亦可用于晕车晕船。

【用法与用量】

丸剂：口服。规格（1）、（2）一次 1.85～3.7g，一日 3 次。

口服液：口服。一次 10～20ml，一日 3 次；儿童酌减。

【禁忌】孕妇忌服。

【注意事项】

1．忌烟、酒及辛辣、生冷、油腻食物。

2．不宜在服药期间同时服用滋补性中药。

3．外感燥热者不宜服用。

4．不适用于急性肠道传染病之剧烈恶心、呕吐、水泻不止。

【规格】

丸剂：每瓶装（1）1.85g，（2）3.7g。

口服液：每瓶装 10ml。

【贮藏】 密封。

【药理毒理】 本品具有抗炎、镇痛及调节胃肠运动等作用。

·**抗炎、镇痛作用** 保济丸灌服，能显著抑制醋酸诱发小鼠的扭体反应，降低二甲苯引起的小鼠耳郭肿胀和耳毛细血管通透性，明显对抗蓖麻油引起的小鼠泻下作用，对小鼠小肠蠕动及新斯的明引起的小肠蠕动亢进均有抑制作用[1]。能明显拮抗乙酰胆碱致离体兔肠的痉挛，有解痉作用[2]。

·**调节胃肠运动功能** 保济丸灌服，能减少蓖麻油致泻小鼠的湿粪粒数，抑制小鼠小肠蠕动，对抗新斯的明所致的小肠运动亢进[1]。保济丸能促进家兔离体肠管平滑肌收缩幅度，但不影响频率，可被阿托品阻滞，但不被磷酸组胺或苯海拉明增强或封闭；本品灌服，能促进小鼠胃肠推进运动；能增加十二指肠电位[3]。能明显抑制小鼠胃排空，增加胃中酚红的残留率；抑制正常小鼠及肠功能亢进小鼠的小肠推进作用，明显抑制推进距离和推进率[4]。

·**抗菌作用** 保济丸对乙型溶血性链球菌的体外最小抑菌浓度（MIC）为 50g/L，对金黄色葡萄球菌、福氏痢疾杆菌、伤寒杆菌的 MIC 为 10g/L，对鼠伤寒杆菌、大肠杆菌、铜绿假单胞菌、白色念珠菌的 MIC 为 20g/L[1]；体内抗菌实验结果显示，保济丸对大肠杆菌引起的小鼠腹腔感染死亡有明显的保护作用；体外抗菌试验结果显示保济丸对 4 种常见致病菌有较强的抑菌作用[5]；有抗鼻病毒作用[6]。

·**毒理**　急性毒性试验，小鼠灌服保济丸的 LD_{50} 为 699.8±30.11g/kg（相当于临床口服量的 5000 倍）；小鼠腹腔注射保济丸的 LD_{50} 为 84.14±4.20g/kg[1]。

【临床报道】对照治疗 112 例胃肠型感冒（风寒夹食证）患者，其中治疗组（保济浓缩丸）85 例，对照组（保济丸）27 例。两组对胃肠型感冒风寒夹食证有效率及各症状改善比较均无显著性差异（$P > 0.05$），未发现明显的不良反应[7]。

【参考文献】

[1] 张丹，肖柳英，陈绮文，等.保济丸的药理作用研究[J].中药新药与临床药理，1998，9（4）：212-214.

[2] 吴君，吴清和，黄萍，等.保济丸对离体兔肠作用的实验研究[J].西北药学杂志，2011，26（4）：274-276.

[3] 李锐，李灿辉，李迅，等.保济丸对消化道运动功能的影响[J].中成药研究，1984，（1）：21.

[4] 吴君，韩芸，吴清和，等.保济丸对胃肠运动功能的影响[J].中国实验方剂学杂志，2011，17（18）：229-231.

[5] 郭卫真，刘妮，卢东荣，等.保济丸抗菌作用的实验研究[J].内蒙古中医药，2010，（24）：48.

[6] 张俊丽，刘妮.保济丸抗呼吸道病毒的体外实验研究[J].浙江中西医结合杂志，2008，18（11）：686-687.

[7] 黄晓丹，薛素琴，黄彬，等.保济浓缩丸治疗胃肠型感冒

的临床研究 [J]. 中国民族民间医药，2009，（16）：44-45.

十滴水（软胶囊）

【处方】樟脑、干姜、大黄、小茴香、肉桂、辣椒、桉油。

【功能与主治】健胃，祛暑。用于因中暑而引起的头晕、恶心、腹痛、胃肠不适。

【用法与用量】

水剂：口服。一次 2 ～ 5ml；儿童酌减。

软胶囊：口服。一次 1 ～ 2 粒；儿童酌减。

【禁忌】孕妇忌服。

【注意事项】

1．饮食宜清淡，忌酒及辛辣、生冷、油腻食物。

2．不宜在服药期间同时服用滋补性中药。

3．有高血压、心脏病、肝病、糖尿病、肾病等慢性病严重者应在医师指导下服用。

4．驾驶员、高空作业者慎用。

【规格】

水剂：每支装 5ml。

胶囊：每粒装 0.425g。

【贮藏】遮光，密封。

（四）气虚感冒常用中成药品种

玉屏风颗粒（口服液）

【处方】黄芪、白术（炒）、防风。

52

【功能与主治】 益气，固表，止汗。用于表虚不固，自汗恶风，面色㿠白，或体虚易感风邪者。

【用法与用量】

颗粒剂：开水冲服。一次1袋，一日3次。

口服液：口服。一次10ml，一日3次。

【注意事项】

1．服药期间饮食宜选清淡之品，忌油腻食物。

2．宜饭前服用。

3．热病汗出忌用，阴虚盗汗应慎用。

【规格】

颗粒剂：每袋装5g。

口服液：每支装10ml。

【贮藏】 密封。

【药理毒理】

· **抗过敏作用** 玉屏风颗粒对过敏性鼻炎大鼠能降低IgE抗体水平，改善大鼠过敏性鼻炎症状；鼻黏膜的嗜酸细胞增多，鼻黏膜溃疡、腺体增生以及充血水肿等病理学改变得到明显改善，对过敏性鼻炎大鼠和豚鼠具有良好的抗过敏作用[1]。

· **抗疲劳作用** 玉屏风颗粒能延长正常小鼠及利血平脾虚小鼠的常温游泳时间，对限制饮食所致气虚小鼠的高温游泳时间和用放血法造成的气虚小鼠模型的低温游泳时间也有明显的延长作用[2]。

· **增强免疫作用** 玉屏风口服液本品灌胃对小鼠巨噬细胞吞噬功能有明显的促进作用，可提高吞噬百分率和吞噬指数，镜下可见巨噬细胞呈现细胞被激活的现象，并增加小鼠胸腺重量[3-4]。

· **抗病毒作用** 鸡胚试验表明：玉屏风口服液对流行性感冒病毒A毒株15EID50、30EID50感染所致病变均有抑制作用，且能灭活病毒[5]。

·其他作用 玉屏风颗粒有明显提高小鼠网状内皮系统吞噬指数的作用;能抑制毛果芸香碱致大鼠出汗亢进,有止汗、抗应激和提高网状内皮系统吞噬功能的作用[2]。

【临床报道】

1. 运用玉屏风颗粒口服进行治疗伤风鼻塞(急性鼻炎)、鼻窒(慢性鼻炎)、鼻鼽(过敏性鼻炎)等 300 例,并设对照组(用辛芩颗粒),治疗组痊愈率、显效率、有效率分别为 23.3%、30.0%、43.3%,总有效率为 96.7%。玉屏风颗粒口服可以有效缓解鼻腔阻塞、减少流鼻涕,改善和恢复嗅觉功能,减轻临床症状,总有效率明显优于对照组[6]。

2. 用玉屏风颗粒治疗反复呼吸道感染 180 例,显效 112 例(62.2%),好转 54 例(30.0%),无效 14 例(7.8%),总有效率为 92.2%。停药后观察 1 年以上患儿 100 例,感染次数明显减少,症状较前明显减轻,病程明显缩短[7]。

3. 将 86 例小儿反复呼吸道感染(RRTI)病例随机分为观察组和对照组各 43 例,对照组予常规抗感染、对症治疗,观察组在常规治疗的基础上加玉屏风口服液。观察治疗后 1 年内呼吸道感染发作的次数、程度、持续时间的变化。结果:治疗组总有效率 83.72%,明显高于对照组 53.49%($P < 0.01$)。证实玉屏风口服液可明显减少反复呼吸道感染儿童呼吸道感染发作的次数及程度,疗效显著,值得临床推广应用[8]。

4. 将 82 例反复呼吸道感染患儿随机分成 2 组,观察组 41 例给以常规治疗,治疗组 41 例在常规治疗基础上给予玉屏风口服液治疗。2 组治疗后 IgA、IgG、IgM 升高值均有显著差异,结论：玉屏风口服液可有效治疗小儿反复呼吸道感染[9]。

【参考文献】

[1] 文洁，朱建梅，李婕，等．玉屏风颗粒治疗过敏性鼻炎的实验研究 [J]．中成药，2011，33（6）：934-936.

[2] 崔琦珍，杜群，巫燕莉，等．玉屏风颗粒益气固表作用研究 [J]．中药药理与临床，2008，24（2）：2-4.

[3] 邹莉玲．玉屏风口服液对流感病毒抑制及对机体免疫功能的影响 [J]．中药材，1990，13（1）：37.

[4] 李淑贞．玉屏风口服液对免疫抑制小鼠免疫功能的调节作用 [J]．中成药，1992，14（3）：26.

[5] 邹莉玲．玉屏风口服液在鸡胚内对流感病毒的抑制作用 [J]．江西中医药，1989，（6）：40.

[6] 黄跃，兰小玲，甘金梅，等．玉屏风颗粒治疗急慢性鼻炎、过敏性鼻炎300例疗效观察 [J]．中国社区医师，2011，13（14）：178.

[7] 汤景平．玉屏风颗粒防治反复呼吸道感染180例 [J]．新中医，2009，41（5）：64-65.

[8] 俞慧君，蔡妙国，管敏昌．玉屏风口服液治疗小儿反复呼吸道感染疗效观察 [J]．海峡药学，2011，23（10）：166-167.

[9] 方泽雄．玉屏风口服液治疗小儿反复呼吸道感染疗效观察 [J]．中外医疗，2009，28（32）：85-86.

参苏丸（胶囊）

【处方】党参、紫苏叶、葛根、前胡、茯苓、半夏（制）、陈皮、枳壳（炒）、桔梗、甘草、木香。

【功能与主治】益气解表，疏风散寒，祛痰止咳。用于身体虚弱、感受风寒所致感冒，症见恶寒发热、头痛鼻塞、咳嗽痰多、胸闷呕逆、乏力气短。

【用法与用量】

丸剂：口服。大蜜丸一次 1～2 丸，小蜜丸一次 9～18g，水蜜丸一次 8～13g，水丸一次 6～9g，一日 2～3 次。

胶囊：口服。一次 4 粒，一日 2 次。

【注意事项】

1．忌烟、酒及辛辣、生冷、油腻食物。

2．不宜在服药期间同时服用滋补性中药。

3．风热感冒者不适用。

4．有高血压、心脏病、肝病、糖尿病、肾病等慢性病严重者应在医师指导下服用。

【规格】

丸剂：大蜜丸每丸重 9g，小蜜丸每 10 丸重 1.3g，水蜜丸每 10 丸重 0.8g，水丸每 10 丸重 0.6g。

胶囊：每粒装 0.45g。

【贮藏】密封。

【药理毒理】参苏丸有一定解热、抗炎和镇咳作用。

·**解热作用**　参苏丸灌胃给药，对细菌内毒素所致家兔发热有解热作用[1-2]。

·**抗炎作用**　参苏丸灌胃给药，对角叉菜胶性大鼠足肿胀和巴豆油所致小鼠耳肿胀有抑制作用[2]。

·**镇咳作用**　参苏丸灌胃给药，能减少枸橼酸所致豚鼠咳嗽次数[2]。

·**其他作用**　参苏丸连续 3 天灌胃给药，能对抗环磷酰胺所致小鼠的免疫功能低下，并能提高巨噬细胞的吞噬功能[2]。

·**毒理** 参苏丸一日灌胃3次，观察3天，其最大耐受量为192g（生药）/kg（相当于临床用量的552倍）[3]。

【临床报道】治疗气虚型感冒患者172例，并用参苏复方颗粒剂（115例）与参苏丸（57例）进行了临床对比观察，结果表明：参苏复方颗粒剂与参苏丸对治疗气虚型感冒均有明显疗效，172例中，痊愈24例，显效44例，有效62例，无效42例，其总有效率分别为74％、77％[1]。李红梅将85例咳嗽患者随机分成两组，治疗组（参苏胶囊）42例，对照组（盐酸氨溴索口服液）43例，治疗组有效率97.62%，对照组有效率93.02%。证实参苏胶囊止咳、祛痰效果临床疗效确切[4]。

【参考文献】

[1]潘敏求，杨永华，徐华雄，等.参苏复方颗粒剂与参苏丸的临床对比观察和实验研究[J].湖南中医杂志，1994，10（5）：7-9.

[2]湖南省药学技术咨询中心.与功能主治有关的主要药效学实验资料及文献资料，1997，（3）.

[3]湖南省药学技术咨询中心.动物急性毒性试验资料及文献资料，1997，（3）.

[4]李红梅.参苏胶囊临床疗效观察[J].中国当代医药，2009，16（8）：52-53.

表虚感冒颗粒

【处方】桂枝、葛根、白芍、苦杏仁（炒）、生姜、大枣。

【功能与主治】散风解肌，和营退热。用于感冒外感风寒表虚证，症见发热恶风，有汗，头痛项强，咳嗽痰白，鼻鸣干呕，苔薄白，脉浮缓。

【用法与用量】 开水冲服。一次 10 ~ 20g，一日 2 ~ 3 次。

【注意事项】

1．服药后多饮热开水或热粥，覆被保暖，取微汗，不可发大汗，慎防重感。

2．忌食生冷、油腻之品。

【规格】 每袋装 10g。

【贮藏】 密封，置干燥处。

附二

治疗感冒的常用中成药简表

适宜证型	药物名称	功能	主治病证	用法用量	备注
风寒表证	感冒疏风颗粒（胶囊）	散寒解表，宣肺和中。	用于风寒感冒所致的发热咳嗽，头痛怕冷，鼻流清涕，骨节酸痛，四肢疲倦。	颗粒剂：开水冲服。一次1袋，一日2次。胶囊：口服。一次4粒，一日2次。	颗粒剂：医保胶囊：医保
	正柴胡饮颗粒	发散风寒，解热止痛。	用于外感风寒所致的发热恶寒，无汗，头痛，鼻塞，喷嚏，咽痒咳嗽，四肢酸痛；流感初起、轻度上呼吸道感染见上述证候者。	开水冲服。规格（1）一次 3g，规格（2）一次10g，一日3次；小儿酌减或遵医嘱。	药典，医保，基药
	表实感冒颗粒	发汗解表，祛风散寒。	用于感冒风寒表实证，症见恶寒重，发热轻，无汗，头项强痛，鼻流清涕，咳嗽，痰白稀。	开水冲服。一次 10 ~ 20g，一日 2 ~ 3 次；儿童酌减。	药典

适宜证型	药物名称	功　能	主治病证	用法用量	备　注
风寒表证	桂枝颗粒	解肌发表，调和营卫。	用于外感风邪，头痛发热，鼻塞干呕，汗出恶风。	口服。一次5g，一日3次。	药典，医保
	荆防颗粒（合剂）	发汗解表，散风祛湿。	用于感冒风寒，头痛身痛，恶寒无汗，鼻塞流涕，咳嗽。	颗粒剂：开水冲服。一次15g，一日3次。合剂：口服。一次10～20ml，一日3次。用时摇匀。	颗粒剂：医保合剂：药典，医保
	九味羌活丸（颗粒、口服液、片）	疏风解表，散寒除湿。	用于外感风寒夹湿所致的感冒，症见恶寒、发热、无汗、头重而痛、肢体酸痛。	丸剂：用姜葱汤或温开水送服。规格（1）大蜜丸，一次3～4.5g，一日2次；规格（2）、（3）水丸，一次6～9g，一日2～3次；规格（4）小蜜丸，一次3～4.5g，一日2次。颗粒剂：姜汤或开水冲服。规格（1）一次5g，规格（2）一次15g，一日2～3次。口服液：口服。一次20ml，一日2～3次。片剂：姜汤或温开水送服。一次4～5片，一日2～3次。	丸剂：药典，基药，医保颗粒剂：药典，基药，医保口服液：药典片剂：医保
	感冒清热颗粒（胶囊）	疏风散寒，解表清热。	用于风寒感冒，头痛发热，恶寒身痛，鼻流清涕，咳嗽咽干。	颗粒剂：开水冲服。规格（1）、（2）、（3）一次1袋，一日2次。胶囊：口服。一次3粒，一日2次。	颗粒剂：药典，基药，医保胶囊：医保
	感冒软胶囊	散风解热。	用于外感风寒引起的头痛发热，鼻塞流涕，恶寒无汗、骨节酸痛，咽喉肿痛等。	口服。一次2～4粒，一日2次。	药典

续表

适宜证型	药物名称	功能	主治病证	用法用量	备注
风寒表证	防风通圣丸（颗粒）	解表通里，清热解毒。	用于外寒内热，表里俱实，恶寒壮热，头痛咽干，小便短赤，大便秘结，瘰疬初起，风疹湿疮。	丸剂：口服。规格（1）大蜜丸，一次1丸；规格（2）浓缩丸，一次8丸；规格（3）水丸，一次6g，一日2次。颗粒剂：口服。一次1袋，一日2次。	丸剂：药典，基药，医保颗粒剂：基药，医保
风热表证	金莲花颗粒（胶囊、片）	清热解毒。	用于上呼吸道感染，咽炎，扁桃体炎。	颗粒剂：开水冲服。一次1袋，一日2~3次。胶囊：口服。一次4粒，一日2~3次。片剂：口服。一次3~4片，一日3次。	颗粒剂：药典，医保胶囊：药典，医保片剂：药典，医保
	柴胡口服液（滴丸）	解表退热。	用于外感发热，症见身热面赤、头痛身楚、口干而渴。	口服液：口服。一次10~20ml，一日3次；小儿酌减。滴丸：含服，一次1袋，一日3次。	口服液：药典，医保滴丸：医保
	蓝芩口服液	清热解毒，利咽消肿。	用于急性咽炎、肺胃实热证所致的咽痛、咽干、咽部灼热。	口服。一次20ml，一日3次。	药典，医保
	抗病毒口服液（颗粒、片）	清热祛湿，凉血解毒。	用于风热感冒，流感，症见发热、头痛、鼻塞、喷嚏、咽痛、全身乏力酸痛。	口服液：口服。一次10ml，一日2~3次（早饭前和午、晚饭后各服一次）。颗粒剂：开水冲服。规格（1）一次12~24g，规格（2）一次3~6g，规格（3）一次9g，一日3次。片剂：口服。一次4片，一日3次。	口服液：药典，医保颗粒剂：药典，医保片剂：药典，医保
	金莲清热颗粒	清热解毒，利咽生津，止咳祛痰。	用于外感热证，症见发热、口渴、咽干、咽痛、咳嗽、痰稠，及流行性感冒、上呼吸道感染见上述证候者。	口服。成人一次1袋，一日4次；小儿1岁以下一次1/2袋，一日3次；1~15岁一次1/2~1袋，一日4次。	药典，医保

续表

适宜证型	药物名称	功 能	主治病证	用法用量	备 注
风热表证	银翘解毒丸（颗粒、胶囊、软胶囊、片）	疏风解表，清热解毒。	用于风热感冒，症见发热头痛、咳嗽口干、咽喉疼痛。	丸剂：规格（1）浓缩蜜丸，规格（2）大蜜丸、水蜜丸，用芦根汤或温开水送服。一次1丸，一日2～3次。规格（3）浓缩丸，口服，一次0.7～0.8g，一日3次。颗粒剂：开水冲服。规格（1）一次5g，规格（2）一次15g，一日3次；重症者加服1次。胶囊：口服。一次4粒，一日2～3次。软胶囊：口服。一次2粒，一日3次。片剂：口服。规格（1）、（2）、（3）一次4片，一日2～3次。	丸剂：药典，基药，医保胶囊：药典，基药，医保软胶囊：基药，医保片剂：药典，基药，医保
	双黄连合剂（颗粒、胶囊、片）	疏风解表，清热解毒。	用于外感风热所致的感冒，症见发热、咳嗽、咽痛。	合剂：口服。一次20ml，一日3次；小儿酌减或遵医嘱。颗粒剂：口服或开水冲服。规格（1）一次10g，一日3次；6个月以下，一次2～3g；6个月～1岁，一次3～4g；1～3岁，一次4～5g；3岁以上儿童酌量或遵医嘱。规格（2）一次5g，一日3次；6个月以下，一次1～1.5g；6个月～1岁，一次1.5～2g；1～3岁，一次2～2.5g；3岁以上儿童酌量或遵医嘱。胶囊：口服。一次4粒，一日3次；小儿酌减或遵医嘱。片剂：口服。一次4片，一日3次；小儿酌减或遵医嘱。	合剂：药典，医保颗粒剂：药典，基药，医保胶囊：基药，医保片剂：药典，基药，医保

适宜证型	药物名称	功 能	主治病证	用法用量	备 注
风热表证	九味双解口服液	解表清热，泻火解毒。	用于外感风热表邪所致的风热感冒，表里俱热，症见发热或恶风，头痛，鼻塞，咳嗽，流涕，咽痛伴红肿，口渴或伴溲赤，便干。	口服。一次20ml，一日3次。儿童减量服用，1～2岁一次3ml，一日2次；3～4岁一次5ml，一日2次；5～6岁一次5ml，一日3次；7～9岁一次10ml，一日2次；13～14岁一次20ml，一日2次。	药典，医保
	柴黄颗粒（片、胶囊）	清热解毒。	用于上呼吸道感染，感冒发热。	颗粒剂：口服。一次1袋，一日2次。片剂：口服。一次3～5片，一日2次。胶囊：口服。一次3～5粒，一日2次。	颗粒剂：医保片剂：药典，医保胶囊：药典，医保
	复方双花颗粒（口服液）	清热解毒，利咽消肿。	用于风热外感，症见发热，微恶风，头痛，鼻塞流涕，咽红而痛或咽喉干燥灼痛，吞咽则加剧，咽扁桃体红肿。	颗粒剂：口服。成人一次6g，一日4次；儿童3岁以下一次3g，一日3次；3～7岁一次3g，一日4次；7岁以上一次6g，一日3次，疗程3天。口服液：口服。成人一次20ml，一日4次；儿童3岁以下一次10ml，一日3次；3～7岁一次10ml，一日4次；7岁以上一次20ml，一日3次，疗程3天。	颗粒剂：药典，医保口服液：药典，医保
	穿心莲内酯滴丸	清热解毒，抗菌消炎。	用于上呼吸道感染风热证所致的咽痛。	口服。一次1袋，一日3次。	药典，医保
	清热解毒颗粒	清热解毒，养阴生津，泻火。	用于风热型感冒，流行性腮腺炎及轻、中型乙型脑炎。	开水冲服。规格（1）、（2）一次18g，一日3次；小儿酌减或遵医嘱。	药典，基药，医保

适宜 证型	药物 名称	功 能	主治病证	用法用量	备 注
风热 表证	清热解 毒颗粒	清热 解毒。	用于热毒壅盛所致 的发热面赤、烦躁 口渴、咽喉肿痛等 症；流感、上呼吸 道感染见上述证 候者。	口服。一次 5～10g， 一日 3 次；或遵医嘱。	药典，基药， 医保
	清开灵 颗粒 （胶囊、 片）	清热 解毒， 镇静 安神。	用于外感风热时 毒、火毒内盛所致 高热不退、烦躁不 安、咽喉肿痛，舌 质红绛、苔黄、脉 数者；上呼吸道感 染、病毒性感冒、 急性化脓性扁桃体 炎、急性咽炎、急 性气管炎、高热等 病症属上述证候者。	颗粒剂：口服。一次 1～2 袋，一日 2～3 次；儿童酌减或遵医嘱。 胶囊：口服。一次 2～ 4 粒，一日 3 次；儿童 酌减或遵医嘱。 片剂：口服。一次 1～ 2 片，一日 3 次；儿童 酌减或遵医嘱。	颗粒剂：基 药，医保 胶囊：药典， 基药，医保 片剂：药典， 基药，医保
	小柴胡 颗粒 （片）	解表 散热， 疏肝 和胃。	用于外感病，邪犯 少阳证，症见寒热 往来、胸胁苦满、 食欲不振、心烦喜 呕、口苦咽干。	颗粒剂：开水冲服。一次 1～2 袋，一日 3 次。 片剂：口服。一次 4～ 6 片，一日 3 次。	颗粒剂：药 典，医保 片剂：药典， 医保
	柴胡 滴丸	解表 退热。	用于外感发热，症 见身热面赤、头痛 身楚、口干而渴。	含服。一次 1 袋，一 日 3 次。	药典
	柴银口 服液	清热 解毒， 利咽 止渴。	用于上呼吸道感染 外感内热证，症见 发热恶风，头痛， 咽痛，汗出，鼻塞 流涕，咳嗽，舌边 尖红，苔薄黄等症。	口服。一次 20ml，一 日 3 次，连服 3 天。	药典，医保
	冬凌 草片	清热 解毒， 消肿 散结， 利咽 止痛。	用于热毒壅盛所致 咽喉肿痛、声音嘶 哑；扁桃体炎、咽 炎、口腔炎见上述 证候者及癌症的辅 助治疗。	口服。一次 2～5 片， 一日 3 次。	药典，医保

适宜证型	药物名称	功　能	主治病证	用法用量	备　注
风热表证	板蓝根颗粒	清热解毒，凉血利咽。	用于肺胃热盛所致的咽喉肿痛、口咽干燥、腮部肿胀；急性扁桃体炎、腮腺炎见上述证候者。	开水冲服。规格（1）一次3～6g，规格（2）、（3）一次5～10g，一日3～4次。	药典，基药，医保
	牛黄清感胶囊	疏风解表，清热解毒。	用于外感风热，内郁化火所致的感冒发热、咳嗽、咽痛。	口服。一次2～4粒，一日3次；儿童酌减或遵医嘱。	基药，医保
	重感灵片（胶囊）	解表清热，消炎止痛。	用于恶寒、发热、四肢酸痛、鼻塞、咽喉肿痛、咳嗽等。	片剂：口服。一次4～6片，一日3～4次。胶囊：口服。一次3～4粒，一日3～4次。	片剂：医保胶囊：药典，医保
	复方感冒灵颗粒（胶囊、片）	辛凉解表，清热解毒。	用于风热感冒之发热、微恶风寒，头身痛，口干而渴，鼻塞涕浊，咽喉红肿疼痛，咳嗽，痰黄黏稠。	颗粒剂：用开水冲服。一次14g，一日3次；2天为一疗程。胶囊：口服。一次2粒，一日3次；2天为一疗程。片剂：口服。一次4片，一日3次；2天为一疗程。	颗粒剂：医保胶囊：医保片剂：医保
	感冒清胶囊（片）	疏风解表，清热解毒。	用于风热感冒，发热，头痛，鼻塞流涕，喷嚏，咽喉肿痛，全身酸痛等症。	胶囊：口服。一次1～2粒，一日3次。片剂：口服。一次3～4片，一日3次。	医保
	双黄连注射液	清热解毒，清宣风热。	用于外感风热引起的发热、咳嗽、咽痛。适用于病毒及细菌感染的上呼吸道感染、肺炎、扁桃体炎、咽炎等。	静脉注射，一次10～20ml，一日1～2次。静脉滴注，每次公斤体重1ml，加入生理盐水或5%～10%葡萄糖溶液中。肌注，一次2～4ml，一日2次。	医保
	热毒宁注射液	清热，疏风，解毒。	用于外感风热所致感冒、咳嗽，症见高热、微恶风寒、头痛身痛、咳嗽、痰黄，上呼吸道感染、急性支气管炎见上症状者。	静脉滴注。成人一次20ml，一日1次；儿童3～5岁，不超过10ml；6～10岁，一次10ml；11～13岁，一次15ml；14～17岁，一次20ml。	药典，医保

适宜证型	药物名称	功能	主治病证	用法用量	备注
风热表证	柴胡注射液	清热解表。	用于治疗感冒、流行性感冒及疟疾等的发热。	肌内注射。一次2~4ml，一日1~2次。	基药，医保
暑湿表证	藿香正气水（口服液、软胶囊）	解表化湿，理气和中。	用于外感风寒、内伤湿滞或夏伤暑湿所致的感冒，症见头痛昏重、胸膈痞闷、脘腹胀痛、呕吐泄泻；胃肠型感冒见上述证候者。	酊剂：口服。一次5~10ml，一日2次，用时摇匀。口服液：口服。一次5~10ml，一日2次，用时摇匀。软胶囊：口服。一次2~4粒，一日2次。	水剂：药典，基药，医保口服液：药典，医保软胶囊：药典，基药，医保
	保济丸（口服液）	解表，祛湿，和中。	用于暑湿感冒，症见发热头痛、腹痛腹泻、恶心呕吐、肠胃不适；亦可用于晕车晕船。	丸剂：口服。规格（1）（2）一次1.85~3.7g，一日3次。口服液：口服。一次10~20ml，一日3次；儿童酌减。	丸剂：药典，基药，医保口服液：医保
	十滴水（软胶囊）	健胃，祛暑。	用于因中暑而引起的头晕、恶心、腹痛、胃肠不适。	水剂：口服。一次2~5ml；儿童酌减。软胶囊：口服。一次1~2粒；儿童酌减。	水剂：医保，药典
气虚感冒	玉屏风颗粒（口服液）	益气，固表，止汗。	用于表虚不固，自汗恶风，面色㿠白，或体虚易感风邪者。	颗粒剂：开水冲服。一次1袋，一日3次。口服液：口服。一次10ml，一日3次。	颗粒剂：药典，基药，医保
	参苏丸（胶囊）	益气解表，疏风散寒，祛痰止咳。	用于身体虚弱、感受风寒所致感冒，症见恶寒发热、头痛鼻塞、咳嗽痰多、胸闷呕逆、乏力气短。	丸剂：口服。大蜜丸一次1~2丸，小蜜丸一次9~18g，水蜜丸一次8~13g，水丸一次6~9g，一日2~3次。胶囊：口服。一次4粒，一日2次。	丸剂：药典，医保胶囊：药典，医保
	表虚感冒颗粒	散风解肌，和营退热。	用于感冒外感风寒表虚证，症见发热恶风，有汗，头痛项强，咳嗽痰白，鼻鸣干呕，苔薄白，脉浮缓。	开水冲服。一次10~20g，一日2~3次。	药典，医保

[附]流行性感冒

流行性感冒，简称流感，是由流感病毒引起的一种急性呼吸道传染病，传染性强，发病率高，容易引起暴发流行或大流行。其主要通过含有病毒的飞沫进行传播，人与人之间的接触或与被污染物品的接触也可以传播。典型的临床特点是急起高热、显著乏力，全身肌肉酸痛，而鼻塞、流涕和喷嚏等上呼吸道卡他症状相对较轻。四季可见、秋冬季节高发。具有自限性，但在婴幼儿、老年人和存在心肺基础疾病的患者容易出现肺炎等严重并发症而导致死亡。相当于中医的时行感冒，基本病机与感冒相同，但病情重而多变，往往相互传染，造成广泛流行，且无明显季节性。

一、中医病因病机分析及常见证型

中医学认为感冒是由于风邪乘人体御邪能力不足时，侵袭肺卫皮毛所致。四时之中，气候失常，如春应温而反寒，夏应热而反冷等，风邪易侵入人体而致感冒，甚至引起时行感冒。引起感冒的原因，虽以风邪为主，但常有所兼夹。临床上以风寒、风热两种证候最为多见。此外，时令之暑、湿、燥邪也能杂感而为病。故又有夹暑、夹湿、夹燥等不同兼证。感冒除风邪侵袭外，尚与体虚和不同素质有关。肺有痰热，也易发为本病。风邪入侵的病位主要在肺卫，而时行感冒因其感受时邪较重，而全身症状比较明显。年老体弱者抗邪能力差，外邪可由表入里，变生他病。本病一般以实证居多，如体虚感邪则为本虚标实之证。

二、辨证选择中成药

发病初期，发热或未发热，可恶寒，咽红不适，身痛头痛，鼻流清涕，轻咳少痰，无汗或微汗，舌质红，苔薄而润或薄腻，脉浮数。当治以疏风解表，可选取银翘解毒丸（颗粒、胶囊、软胶囊、片）、双黄连合剂（颗粒、胶囊、片）、抗病毒口服液（颗粒、片）、维 C 银翘颗粒（片）、九味羌活丸（颗粒、口服液、片）等。外邪入里，症见高热，咳嗽，痰黏咯痰不爽，口渴喜饮，咽痛，目赤，舌质红苔黄或腻，脉滑数，当治以清肺解毒，可选连花清瘟胶囊（颗粒）、清瘟解毒丸（片）、金莲清热颗粒。热毒内犯心包，心神逆乱，症见高热，咳嗽咯痰，气短喘促；或心悸，躁扰不安，或神昏，舌暗红，苔黄腻或灰腻，脉滑数，治以清热泻肺，解毒散瘀，选用清热解毒颗粒（胶囊、片、口服液）、清开灵注射液；以发热为主，可选柴胡注射液对症处理。

三、用药注意

临床选药必须以辨证论治的思想为指导，针对不同证型，选择与其相对证的药物，才能收到较为满意的疗效。另外，应随时注意监测患者的体温，出现高热时，用药务必咨询医师。如正在服用其他药品，应当告知医师或药师。还需避风寒，防重感；饮食宜清淡，切忌肥甘油腻食物，以防影响药效的发挥。药品贮藏宜得当，存于阴凉干燥处，若药品性状发生改变禁止服用。药品必须妥善保管，以防发生意外。儿童若需用药，务请咨询医师，并必须在成人的监护下使用。对于具体药品的饮食禁忌、配伍禁忌、妊娠禁忌、证候禁忌、病证禁忌、特殊体质禁忌、特殊人群禁忌等，各药品具体内容中均有详细介绍，用药前务必仔细阅读。

附一

常用治疗流行性感冒的中成药药品介绍

银翘解毒丸（颗粒、胶囊、软胶囊、片）

【处方】金银花、连翘、薄荷、荆芥、淡豆豉、牛蒡子（炒）、桔梗、淡竹叶、甘草。

【功能与主治】疏风解表，清热解毒。用于风热感冒，症见发热头痛，咳嗽口干，咽喉疼痛。

【用法与用量】

丸剂：规格（1）浓缩蜜丸，规格（2）大蜜丸、水蜜丸，用芦根汤或温开水送服，一次1丸，一日2～3次。规格（3）浓缩丸，口服，一次0.7～0.8g，一日3次。

颗粒剂：开水冲服。规格（1）一次5g，规格（2）一次15g，一日3次；重症者加服1次。

胶囊：口服。一次4粒，一日2～3次。

软胶囊：口服。一次2粒，一日3次。

片剂：口服。规格（1）、（2）、（3）一次4片，一日2～3次。

【注意事项】

1．忌烟、酒及辛辣、生冷、油腻食物。

2．不宜在服药期间同时服用滋补性中成药。

3. 风寒感冒者不适用，其表现为恶寒重，发热轻，无汗，鼻塞流清涕，口不渴，咳吐稀白痰。

【规格】

丸剂：（1）每丸重 3g，（2）每丸重 9g，（3）每 10 丸重 1.5g。

颗粒剂：（1）每袋装 2.5g，（2）每袋装 15g。

胶囊：每粒装 0.4g。

软胶囊：每粒装 0.45g。

片剂：（1）每片重 0.3g，（2）素片每片重 0.5g，（3）薄膜衣片每片重 0.52g。

【贮藏】密封。

双黄连合剂（颗粒、胶囊、片）

参见感冒"风热表证常用中成药品种"。

抗病毒口服液（颗粒、片）

【处方】板蓝根、连翘、石膏、知母、芦根、地黄、广藿香、石菖蒲、郁金。

【功能与主治】清热祛湿，凉血解毒。用于风热感冒，流感，症见发热，头痛，鼻塞，喷嚏，咽痛，全身乏力酸痛。

【用法与用量】

口服液：口服。一次 10ml，一日 2～3 次（早饭前和午、晚饭后各服一次）。

颗粒剂：开水冲服。规格（1）一次 12～24g，规格（2）一次 3～6g，规格（3）一次 9g，一日 3 次。

片剂：口服。一次 4 片，一日 3 次。

【禁忌】 孕妇、哺乳期妇女禁用。

【注意事项】

1. 忌烟、酒及辛辣、生冷、油腻食物。

2. 不宜在服药期间同时服用滋补性中药。

3. 适用于风热感冒，症见发热，微恶风，有汗，口渴，鼻流浊涕，咽喉肿痛，咳吐黄痰。

4. 脾胃虚寒泄泻者慎服。

5. 高血压、心脏病、肝病、糖尿病、肾病等慢性病严重者应在医师指导下服用。

【规格】

口服液：每支装 10ml。

颗粒剂：每袋装（1）12g，（2）3g（无糖型），（3）9g（蔗糖型）。

片剂：素片每片重 0.55g。

【贮藏】 密封。

【药理毒理】 本品具有解热作用。

实验表明，抗病毒口服液可以显著抑制 2，4-二硝基苯酚所致大鼠体温升高及细菌内毒素所致家兔体温升高，可提高家兔发热模型血红细胞 SOD 水平及活力，降低家兔发热模型 MDA 水平，降低家兔发热模型血 TNF-A 水平[1]。

【参考文献】

[1] 苗明三，弓宝，史晶晶，等. 抗病毒口服液解热作用 [J]. 中药药理与临床，2005，25（1）：54-56.

维 C 银翘颗粒（片）

【处方】 金银花、连翘、荆芥、牛蒡子、淡竹叶、淡豆豉、芦根、桔梗、薄荷素油、对乙酰氨基酚、维生素C、马来酸氯苯那敏。

【功能与主治】辛凉解表，清热解毒。用于流行性感冒引起的发热头痛，咳嗽，口干，咽喉疼痛。

【用法与用量】

颗粒剂：开水冲服。一次10g，一日3次。

片剂：口服。一次2片，一日3次。

【注意事项】

1．本品含有西药成分，请在医师指导下使用；对解热镇痛药过敏者慎用。

2．用药期间不宜驾驶车辆，管理机器及高空作业等。

3．肝肾功能不全者慎用。

【规格】

颗粒剂：每袋装10g（含维生素C 99mg、对乙酰氨基酚210mg）。

片剂：每片含维生素C 49.5mg、对乙酰氨基酚105mg、马来酸氯苯那敏1.05mg。

【贮藏】遮光，密封。

九味羌活丸（颗粒、口服液、片）

参见感冒"风寒表证常用中成药品种"。

连花清瘟胶囊（颗粒）

【处方】连翘、金银花、炙麻黄、炒苦杏仁、石膏、板蓝根、绵马贯众、鱼腥草、广藿香、大黄、红景天、薄荷脑、甘草。

【功能与主治】 清瘟解毒，宣肺泄热。用于治疗流行性感冒属热毒袭肺证，症见发热或高热，恶寒，肌肉酸痛，鼻塞流涕，咳嗽，头痛，咽干咽痛，舌偏红，苔黄或黄腻。

【用法与用量】

胶囊：口服。一次4粒，一日3次。

颗粒剂：口服。一次1袋，一日3次。

【注意事项】

1. 忌烟、酒及辛辣、生冷、油腻食物。

2. 不宜在服药期间同时服用滋补性中药。

3. 风寒感冒者不适用。

4. 高血压、心脏病患者慎用。有肝病、糖尿病、肾病等慢性病严重者应在医师指导下服用。

【规格】

胶囊：每粒装0.35g。

颗粒剂：每袋装6g。

【贮藏】 密封，置阴凉干燥处（不超过20℃）。

清瘟解毒丸（片）

【处方】 大青叶、连翘、玄参、天花粉、桔梗、牛蒡子（炒）、羌活、防风、葛根、柴胡、黄芩、白芷、川芎、赤芍、甘草、淡竹叶。

【功能与主治】 清瘟解毒。用于外感时疫，憎寒壮热，头痛无汗，口渴咽干，痄腮，大头瘟。

【用法与用量】

丸剂：口服。一次2丸，一日2次；小儿酌减。

73

片剂：口服。一次 6 片，一日 2 ~ 3 次。

【禁忌】 尚不明确。

【注意事项】 尚不明确。

【规格】

丸剂：每丸重 9g。

片剂：每片重 0.3g。

【贮藏】 密封。

金莲清热颗粒

【处方】 金莲花、大青叶、生石膏、知母、生地黄、玄参、苦杏仁（炒）。

【功能与主治】 清热解毒，利咽生津，止咳祛痰。用于外感热证，症见发热，口渴，咽干，咽痛，咳嗽，痰稠；流行性感冒、上呼吸道感染见上述证候者。

【用法与用量】 口服。成人一次 1 袋，一日 4 次；小儿 1 岁以下，一次 1/2 袋，一日 3 次；1 ~ 15 岁，一次 1/2 ~ 1 袋，一日 4 次。

【禁忌】 孕妇禁用。

【注意事项】

1．忌烟、酒及辛辣、生冷、油腻食物。

2．不宜在服药期间同时服用滋补性中药。

3．脾胃虚寒泄泻者慎服。

4．高血压、心脏病、肝病、糖尿病、肾病等慢性病严重者及婴儿应在医师指导下服用。

【规格】 每袋装 5g。

【贮藏】密闭，置阴凉干燥处。

清热解毒颗粒（胶囊、片、口服液）

【处方】石膏、金银花、玄参、地黄、连翘、栀子、甜地丁、黄芩、龙胆、板蓝根、知母、麦冬。

【功能与主治】清热解毒。用于热毒壅盛所致的发热面赤，烦燥口渴，咽喉肿痛；流感，上呼吸道感染见上述证候者。

【用法与用量】

颗粒剂：口服。一次 1～2 袋，一日 3 次。

胶囊：口服。一次 2～4 粒，一日 3 次。

片剂：口服。一次 2～4 片，一日 3 次。

口服液：口服。一次 10～20ml，一日 3 次，儿童酌减；或遵医嘱。

【禁忌】孕妇忌服。

【注意事项】

1．忌烟、酒及辛辣、生冷、油腻食物。

2．不宜在服药期间同时服滋补性中药。

3．适用于风热证，表现为发热面赤，烦躁口渴，咽喉肿痛。

4．风寒感冒者不适用，其表现为恶寒重，发热轻，无汗，头痛，鼻塞，流清涕，喉痒咳嗽。

5．脾胃虚寒者慎用，症见腹痛，喜暖，泄泻。

【规格】

颗粒剂：每袋装 15g。

胶囊：每粒装 0.3g。

片剂：每片重 0.52g。

口服液：每支装 10ml。

【贮藏】密封。

清开灵注射液

【处方】胆酸、珍珠母（粉）、猪去氧胆酸、栀子、水牛角（粉）、板蓝根、黄芩苷、金银花。

【功能与主治】清热解毒，化痰通络，醒神开窍。用于热病，神昏，中风偏瘫，神志不清；急性肝炎、上呼吸道感染、肺炎、脑血栓形成、脑出血见上述证候者。

【用法与用量】肌内注射，一日 2～4ml。重症患者静脉滴注，一日 2～4 支（20～40ml），以 10% 葡萄糖注射液 200ml 或 0.9% 氯化钠注射液 100ml 稀释后使用。

【规格】每支装（1）10ml，（2）5ml，（3）2ml。

【贮藏】置阴凉干燥处，密封。

柴胡注射液

【处方】柴胡。

【功能与主治】清热解表。用于治疗感冒，流行性感冒及疟疾等的发热。

【用法与用量】肌内注射。一次 2～4ml，一日 1～2 次。

【不良反应】本品所致不良反应包括过敏性休克、过敏性哮喘、晕厥、眩晕、昏迷、急性肾衰竭、急性肺水肿、大疱性表皮松解型药疹、致死等。其中头晕、恶心和过敏反应比例较大[1]。

【禁忌】孕妇禁用。

【注意事项】

1. 本品为退热解表药，无发热者不宜使用。

2. 本品应避免与其它药物混合使用。

3. 发现药液出现混浊、沉淀、变色、漏气等现象时不能使用。

【规格】 每支装 2ml。

【贮藏】 密封，避光，置阴凉处。

【药理毒理】 本品具有解热、抗病毒的作用。

·解热作用 本品肌内注射对伤寒菌苗致热家兔和内毒素致热大鼠均有解热作用[2]。

·抗病毒作用 体外实验，本品对呼吸道合胞病毒有抑制作用。其最大无毒浓度、半效有效浓度、最小有效浓度分别为 1000μg/ml、500μg/ml、250μg/ml，治疗指数是 4[3]。

【参考文献】

[1] 国家药典委员会编.《临床用药须知·中药成方制剂卷》（2010 年版）[M]. 北京：中国医药科技出版社，2011：68.

[2] 施顺清，俞丽霞，沈梅贞，等.羚羊清热微型灌肠剂的药效学与临床疗效初步研究 [J]. 中成药，2001，23（8）：584.

[3] 廖传胜，余道文，董继华.柴胡注射液抑制呼吸道合胞病毒的研究 [J].深圳中西医结合杂志，1999，9（2）：20.

附二

治疗流行性感冒的常用中成药简表

药物名称	功能	主治病证	用法用量	备注
银翘解毒丸（颗粒、胶囊、软胶囊、片）	疏风解表，清热解毒。	用于风热感冒，症见发热头痛，咳嗽口干，咽喉疼痛。	丸剂：规格（1）浓缩蜜丸，规格（2）大蜜丸、水蜜丸，以芦根汤或温开水送服，一次1丸，一日2～3次；规格（3）浓缩丸，口服，一次0.7～0.8g，一日3次。 颗粒剂：开水冲服。规格（1）一次5g，规格（2）一次15g，一日3次；重症者加服1次。 胶囊：口服。一次4粒，一日2～3次。 软胶囊：口服。一次2粒，一日3次。 片剂：口服。规格（1）、（2）、（3）一次4片，一日2～3次。	丸剂：药典，基药，医保 胶囊：药典，基药，医保 软胶囊：基药，医保 片剂：药典，基药，医保
双黄连合剂（颗粒、胶囊、片）	见61页	同前	同前	同前
抗病毒口服液（颗粒、片）	清热祛湿，凉血解毒。	用于风热感冒，流感，症见发热，头痛，鼻塞，喷嚏，咽痛，全身乏力酸痛。	口服液：口服。一次10ml，一日2～3次（早饭前和午、晚饭后各服一次）。 颗粒剂：开水冲服。规格（1）一次12～24g，规格（2）一次3～6g，规格（3）一次9g，一日3次。 片剂：口服。一次4片，一日3次。	口服液：药典，医保 颗粒剂：药典，医保 片剂：药典，医保
维C银翘颗粒（片）	辛凉解表，清热解毒。	用于流行性感冒引起的发热头痛，咳嗽，口干，咽喉疼痛。	颗粒剂：开水冲服。一次10g，一日3次。 片剂：口服。一次2片，一日3次。	颗粒剂：医保 片剂：药典，医保

续表

药物名称	功能	主治病证	用法用量	备注
九味羌活丸（颗粒、口服液、片）	见59页	同前	同前	同前
连花清瘟胶囊（颗粒）	清瘟解毒，宣肺泄热。	用于治疗流行性感冒属热毒袭肺证，症见发热或高热，恶寒，肌肉酸痛，鼻塞流涕，咳嗽，头痛，咽干咽痛，舌偏红，苔黄或黄腻。	胶囊：口服。一次4粒，一日3次。 颗粒剂：口服。一次1袋，一日3次。	胶囊：药典，基药，医保
清瘟解毒丸（片）	清瘟解毒。	用于外感时疫，憎寒壮热，头痛无汗，口渴咽干，痄腮，大头瘟。	丸剂：口服。一次2丸，一日2次；小儿酌减。 片剂：口服。一次6片，一日2～3次。	药典，医保
金莲清热颗粒	清热解毒，利咽生津，止咳祛痰。	用于外感热证，症见发热，口渴，咽干，咽痛，咳嗽，痰稠，及流行性感冒、上呼吸道感染见上述证候者。	口服。成人一次1袋，一日4次；小儿1岁以下，一次1/2袋，一日3次；1～15岁，一次1/2～1袋，一日4次。	药典，医保
清热解毒颗粒（胶囊、片、口服液）	清热解毒。	用于热毒壅盛所致的发热面赤，烦燥口渴，咽喉肿痛；流感，上呼吸道感染见上述证候者。	颗粒剂：口服。一次1～2袋，一日3次。 胶囊：口服。一次2～4粒，一日3次。 片剂：口服。一次2～4片，一日3次。 口服液：口服。一次10～20ml，一日3次，儿童酌减；或遵医嘱。	颗粒剂：药典，基药，医保 胶囊：药典，基药，医保 片剂：药典，基药，医保 口服液：药典，医保

药物名称	功能	主治病证	用法用量	备注
清开灵注射液	清热解毒，化痰通络，醒神开窍。	用于热病，神昏，中风偏瘫，神志不清；急性肝炎、上呼吸道感染、肺炎、脑血栓形成、脑出血见上述证候者。	肌内注射，一日2～4ml。重症患者静脉滴注，一日20～40ml，以10%葡萄糖注射液200ml或氯化钠注射液100ml稀释后使用。	药典，基药，医保
柴胡注射液	清热解表。	用于治疗感冒，流行性感冒及疟疾等的发热。	肌内注射。一次2～4ml，一日1～2次。	基药，医保

急性气管—支气管炎

急性气管—支气管炎是由感染、物理、化学刺激引起的气管—支气管黏膜的急性炎症。病毒感染是最常见的病因，但常继发细菌感染，冷空气、粉尘及刺激性气体也可引起此病。气管—支气管炎起病较急，常先有上呼吸道感染症状，继之出现干咳或伴少量黏痰，痰量逐渐增多、咳嗽症状加剧。如伴有支气管痉挛，可出现不同程度的胸闷、气喘。气管—支气管炎常呈自限性，全身症状可在数天内消失，但咳嗽、咳痰一般持续2～3周。X线检查无明显异常或仅有肺纹理增粗。查体双肺呼吸音粗，有时可闻及湿性或干性罗音。

治疗原则以对症处理为主。剧烈干咳者可适当应用镇咳剂，咳嗽有痰而不易咳出时可用祛痰药。若有细菌感染，如咳脓性痰或外周血白细胞增高者，可依据感染的病原体及药物敏感试验结果选择抗菌药物。在未得到病原菌阳性结果之前，可选用大环内酯类、β－内酰胺类等口服抗菌药物。伴支气管痉挛时可使用支气管舒张药物治疗。

根据临床表现，急性气管—支气管炎多属于中医"外感咳嗽"、"风温肺热病"的范畴。多表现为咳嗽声音洪亮、有力，咳痰，可伴有发热、恶寒等表证。

一、中医病因病机分析及常见证型

咳嗽多因感受外邪，影响肺气的宣降而致，邪气或从口鼻而入，或由皮毛感受，侵犯人体肺卫。一般病程较短，病位较浅，人体正气未伤，预后良好，大多可在较短时间内治愈。咳嗽的常见证型为风寒袭肺证、风热犯肺证、风燥伤肺证、痰浊蕴肺证、痰热郁肺证。

二、辨证选择中成药

1. 风寒袭肺证

【临床表现】咳嗽，咳声闷重不畅，痰稀薄色白，咽痒，常伴鼻塞，流清涕，打喷嚏，发热，恶寒，无汗，头痛，骨节酸痛等症。舌苔薄白，脉浮紧。

【辨证要点】咳嗽，咳声闷重不畅，痰稀薄色白。舌苔薄白，脉浮紧。

【病机简析】风寒之邪外束肌表，内郁肺气，以致肺卫失宣为本证的主要病机。风寒袭肺，肺气郁闭不宣，故咳嗽、咳声闷重不畅、鼻塞、流涕；风寒束表，皮毛闭塞，卫外之阳气被遏，故发热、恶寒、无汗、头痛、骨节酸痛；肺气郁闭，水谷精微失于输布，聚湿生痰，故咯痰、痰白。舌苔薄白、脉浮紧，为风寒之邪束表客肺之象。

【治法】疏风散寒，宣通肺气。

【辨证选药】可选用通宣理肺丸（颗粒、胶囊、片）、杏苏止咳颗粒（糖浆）、止咳丸、镇咳宁糖浆（胶囊、口服液、颗粒）、桂龙咳喘宁胶囊（片、颗粒）。

此类中成药多由麻黄、桂枝、苦杏仁、紫苏叶、桔梗、白前、前胡、陈皮、半夏、甘草组成，具有良好的疏风散寒、宣通肺气作用。

2. 风热犯肺证

【临床表现】 咳嗽，咳声高亢急迫，鼻塞，流黄涕，咯痰黏白或黄，咯痰不爽，咽喉疼痛，或咳声嘶哑，口干，或有发热，汗出，恶风，头痛。舌尖红，舌苔薄白或黄，脉浮数。

【辨证要点】 咳嗽，咳声高亢急迫，鼻塞，流黄涕。舌尖红，舌苔薄白或黄，脉浮数。

【病机简析】 风热之邪从口鼻而入，内迫于肺，肺失宣降，故咳嗽、咳声高亢急迫、鼻塞流黄涕；肺气失宣，水谷精微失于输布，聚湿生痰，故咯痰、痰黄；热灼肺津可见咳声嘶哑、口干、咯痰不爽；风热之邪炎上，则见咽喉疼痛；风热客表，营卫失和，故头痛、发热、汗出、恶风；舌红、脉数为热象；苔薄黄、脉浮为邪在肺卫之象。

【治法】 疏风清热，宣肺止咳化痰。

【辨证选药】 可选用川贝枇杷颗粒（胶囊）、蛇胆川贝枇杷膏、蛇胆川贝液、急支糖浆（颗粒）。

此类中成药多由薄荷脑、枇杷叶、桔梗、川贝母、半夏、紫菀、前胡、枳壳等组成，具有良好的疏风清热，宣肺止咳化痰作用。

3. 风燥伤肺证

【临床表现】 干咳，无痰或痰少而粘连成丝，咳痰不爽，喉痒，或痰中带有血丝，咽喉干痛，唇鼻干燥，口干，常伴鼻塞，头痛，微寒，身热等表证。舌质红、干而少津，苔薄白或薄黄，脉浮。

【辨证要点】干咳，无痰或痰少而粘连成丝，咳痰不爽。舌质红、干而少津，苔薄白或薄黄，脉浮。

【病机简析】风燥伤肺，肺失清润，故见干咳少痰；燥邪伤津，口咽失濡，故见咽喉干痛，唇鼻干燥，口干；风燥外客，卫气失和，故见鼻塞、头痛、微寒、身热等表证；燥热伤肺，肺络受损，故见痰中带有血丝；舌质红干而少津，苔薄白或薄黄，脉浮皆为风燥伤肺之象。

【治法】疏风宣肺，润燥止咳。

【辨证选药】可选用蜜炼川贝枇杷膏、二母宁嗽丸（颗粒、片）、强力枇杷露。

此类中成药多由枇杷叶、川贝母、款冬花、知母、沙参、五味子、苦杏仁、陈皮、桔梗、薄荷脑等组成，具有良好的疏风宣肺，润燥止咳作用。

4. 痰浊蕴肺证

【临床表现】咳嗽反复发作，咳声重浊，因痰而咳，痰出咳平，痰多色白，黏稠或清稀，伴胸闷、脘痞、呕恶、食少、体倦，大便时溏。舌苔白腻，脉滑。

【辨证要点】咳声重浊，因痰而咳，痰多色白。舌苔白腻，脉滑。

【病机简析】多因饮食生冷，脾胃不和，脾失健运，痰浊内生，壅遏肺气，痰浊阻肺，宣降失常，故咳嗽、咳声重浊、痰多色白；气机不畅则胸闷、气促、喘息；舌苔白腻，脉滑为痰浊之象。

【治法】宣肺化痰，理气止咳。

【辨证选药】可选用橘红痰咳颗粒（液、煎膏）、二陈丸、蛇胆陈皮散（片、胶囊）、痰咳净片（散）、止咳片、咳喘顺丸、复方川贝精胶囊（片）、止咳丸、克咳胶囊（片）、枇杷止咳颗粒（胶囊）、固本咳喘胶囊（片）、苏子降气丸、祛痰止咳颗粒（胶囊）。

此类中成药多由陈皮、半夏、茯苓、甘草、百部、杏仁、桔梗、贝母等药物组成，有良好的燥湿化痰止咳之效。

5. 痰热郁肺证

【临床表现】咳嗽气息急促，或喉中有痰声，痰多稠黏或为黄痰，咳吐不爽，或痰有热腥味，或咳吐血痰，胸胁胀满，或咳引胸痛，面赤，或有身热，口干欲饮。舌质红，舌苔薄黄腻，脉滑数。

【辨证要点】咳嗽气息急促，或喉中有痰声，痰多稠黏或为黄痰。舌质红，舌苔薄黄腻，脉滑数。

【病机简析】素体痰湿蕴肺，遇外感引触，转从热化，肺失宣降，肺气上逆，阻遏胸膈则喘息急促，热邪伤津故口渴，痰黏稠，色黄，苔黄腻，脉滑数皆为痰热内盛之象。

【治法】清热化痰，肃肺止咳。

【辨证选药】可选用清气化痰丸、羚羊清肺丸、羚羊清肺散、复方鲜竹沥液、止咳橘红颗粒（丸、胶囊、口服液）、橘红丸（颗粒、胶囊、片）、牛黄蛇胆川贝液（滴丸、胶囊、散、片）、除痰止嗽丸、清肺抑火丸（片、膏、胶囊）、痰热清注射液。

此类中成药常选用蛇胆汁、橘红、陈皮、半夏、款冬花、紫菀、苦杏仁、贝母、紫苏子、百部等药物以化痰，羚羊角、石膏、知母、桑白皮、黄芩、黄柏、栀子等药物以清热，辅以麦冬、地黄、天花粉、枇杷叶等药物以养阴润肺，防止热邪伤阴，共奏清热肃肺，化痰止咳之功。

三、用药注意

临床选药必须以辨证论治的思想为指导，针对不同证型，选择与其相对证的药物，才能收到较为满意的疗效。要仔细辨别患者咳嗽的声音是闷重还是高亢，以及痰的色、质、量、味，结合舌脉，选择恰当中成药。服药期间应忌烟、酒及辛辣、生冷、油腻食物。对于具体药品的饮食禁忌、配伍禁忌、妊娠禁忌、证候禁忌、病证禁忌、特殊体质禁忌、特殊人群禁忌等，各药品内容中均有详细介绍，用药前务必仔细阅读。

附一

常用治疗急性气管—支气管炎的中成药药品介绍

（一）风寒袭肺证常用中成药品种

通宣理肺丸（颗粒、胶囊、片）

【处方】紫苏叶、前胡、桔梗、苦杏仁、麻黄、甘草、陈皮、半夏（制）、茯苓、枳壳（炒）、黄芩。

【功能与主治】解表散寒，宣肺止嗽。用于风寒束表、肺气不宣所致的感冒咳嗽，症见发热、恶寒、咳嗽、鼻塞流涕、头痛、无汗、肢体酸痛。

【用法与用量】

丸剂：口服。规格（1）大蜜丸，一次2丸；规格（2）水蜜丸，一次7g；规格（3）浓缩丸，一次8～10丸，一日2～3次。

颗粒剂：开水冲服。规格（1）、（2）一次1袋，一日2次。

胶囊：口服。一次2粒，一日2～3次。

片剂：口服。一次4片，一日2～3次。

【注意事项】

1．风热或痰热咳嗽、阴虚干咳者慎用。

2．孕妇慎用。

3．宜清淡饮食，忌烟酒及辛辣刺激食物。

4．本品含麻黄，心脏病、原发性高血压患者禁用。

【规格】

丸剂：（1）每丸重 6g，（2）每 100 丸重 10g，（3）每 8 丸相当于原药材 3g。

颗粒剂：每袋装（1）3g，（2）9g。

胶囊：每粒装 0.36g。

片剂：每片重 0.3g。

【贮藏】密封。

杏苏止咳颗粒（糖浆）

【处方】苦杏仁、陈皮、紫苏叶、桔梗、前胡、甘草。

【功能与主治】宣肺散寒，止咳祛痰。用于风寒感冒咳嗽，气逆。

【用法与用量】

颗粒剂：开水冲服。一次 1 袋，一日 3 次。

糖浆剂：口服。一次 10～15ml，一日 3 次；小儿酌减。

【注意事项】

1．风热、燥热及阴虚干咳者慎用。

2．宜清淡易消化饮食，忌辛辣、油腻食物。

【规格】

颗粒剂：每袋装 12g。

糖浆：每瓶装 100ml。

【贮藏】密封。

止咳丸

【处方】麻黄、紫苏子、紫苏叶、薄荷、白前、前胡、防风、桑叶、川贝母、桔梗、葶苈子、法半夏、姜厚朴、白果、酒黄芩、硼砂、南沙参、陈皮、麸炒枳壳、茯苓、罂粟壳、甘草。

【功能与主治】降气化痰，止咳定喘。用于风寒入肺，肺气不宣引起的咳嗽痰多，喘促胸闷，周身酸痛或久咳不止，以及老年急慢性支气管炎。

【用法与用量】口服。一次 6 丸，一日 2 次。

【注意事项】

1．忌烟、酒及辛辣、生冷、油腻食物。

2．不宜在服药期间同时服用滋补性中药。

3．高血压、心脏病患者慎服。

4．不可过量、久服。

【规格】每 18 丸重 3g。

【贮藏】密封。

镇咳宁糖浆（胶囊、口服液、颗粒）

【处方】盐酸麻黄碱、桔梗、甘草流浸膏、桑白皮。

【功能与主治】止咳，平喘，祛痰。用于风寒束肺所致的咳嗽、气喘、咯痰；支气管炎、支气管哮喘见上述证候者。

【用法与用量】

糖浆：口服。一次 5～10ml，一日 3 次。

胶囊：口服。一次 1 ~ 2 粒，一日 3 次。

口服液：口服。一次 10ml，一日 3 次。

颗粒剂：开水冲服。一次 2 ~ 4g，一日 3 次。

【注意事项】

1．风热、痰热咳嗽者慎用。

2．忌烟酒及生冷、油腻及辛辣刺激性食物。

3．运动员慎用。

4．冠心病心绞痛、甲状腺功能亢进患者慎用。

【规格】

糖浆：每瓶装 100ml。

胶囊：每粒装 0.35g。

口服液：每支装 10ml。

颗粒剂：每袋装 2g。

【贮藏】 密封。

【药理毒理】 本品有镇咳、平喘、祛痰、抗炎、抗菌的作用。

• **镇咳作用**　镇咳宁胶囊（颗粒）0.7g/kg 灌胃，能抑制枸橼酸引起的豚鼠咳嗽，减少咳嗽次数[1, 2]。镇咳宁口服液（糖浆）0.4、0.8g（生药）/kg 灌胃，对氨水引发的小鼠咳嗽和枸橼酸引发的豚鼠咳嗽均有抑制作用[2, 3]。

• **平喘作用**　镇咳宁糖浆 0.16g/kg 灌胃，连续 3 次，能延长豚鼠引喘潜伏期[2]。镇咳宁口服液（糖浆）0.4、0.8g（生药）/kg 灌胃，均能延长组胺和乙酰胆碱诱发豚鼠引喘潜伏期[3]。

• **祛痰作用**　镇咳宁胶囊（颗粒）0.7g/kg 灌胃，能增加小鼠气道酚红排泌量。镇咳宁糖浆能增加大鼠给药后 2 小时内的痰液分泌量[2]。镇咳宁口服液（糖浆）0.4、0.8g（生药）/kg 灌胃，也能提高小鼠气管酚红排泌量。

· **抗炎作用** 镇咳宁胶囊（颗粒）0.7g/kg 灌胃，给药 3 天，能抑制角叉菜胶引起的大鼠胸腔炎性渗出和白细胞趋化[1]。镇咳宁糖浆 0.27g/kg 灌胃 3 天，亦能抑制二甲苯所致小鼠耳郭肿胀率[2]。

· **抗菌作用** 镇咳宁胶囊对金黄色葡萄球菌、肺炎克雷伯菌感染小鼠具有保护作用，镇咳宁糖浆对金黄色葡萄球菌、白色葡萄球菌、卡他奈瑟菌、甲型链球菌、乙型链球菌均有一定的抑制作用[2]。

· **毒理** 镇咳宁糖浆小鼠灌胃的 LD50 为 48.37g（生药）/kg[2]。镇咳宁口服液小鼠灌胃最大耐受量为 20g/kg（相当于临床人日服量 260 倍）。

【参考文献】

[1] 谢强敏，唐法娣，王砚，等. 镇咳宁胶囊的镇咳作用及机制研究 [J]. 中药药理与临床，1998，14（4）：39.

[2] 赵金明，李中平，张艳玲，等. 镇咳宁糖浆的药理研究 [J]. 中医药研究，1999，（1）：39.

[3] 镇咳宁口服液新药申报资料.

桂龙咳喘宁胶囊（片、颗粒）

【处方】 桂枝、龙骨、白芍、生姜、大枣、炙甘草、牡蛎、黄连、法半夏、瓜蒌皮、炒苦杏仁。

【功能与主治】 止咳化痰，降气平喘。用于外感风寒、痰湿阻肺引起的咳嗽、气喘、痰涎壅盛；急慢性支气管炎见上述证候者。

【用法与用量】

胶囊：口服。一次 3 粒，一日 3 次。

片剂：口服。一次 4 片，一日 3 次。

颗粒剂：开水冲服。一次 6g，一日 3 次。

【注意事项】 服药期间忌烟、酒，猪肉及生冷食物。

【规格】

胶囊：每粒装 0.5g（相当于饮片 1.67g）。

片剂：每片重 0.41g。

颗粒剂：每袋装 6g。

【贮藏】 密封。

【药理毒理】 本品有一定镇咳、祛痰、平喘、抗炎作用。

·**镇咳作用** 本品 0.9g/kg 灌胃给药，能延长氨水所致小鼠及枸橼酸所致豚鼠咳嗽的潜伏期，减少咳嗽次数[1]。

·**祛痰作用** 本品 0.9g/kg 灌胃给药 3 天，能增加小鼠气管酚红排泌量[1]。

·**平喘作用** 豚鼠离体气管法和肺溢流法试验表明本品尚能对抗组胺引起的气管平滑肌痉挛[2]。本品 0.9g/kg 灌胃给药 21 天，能改善由烟熏法所致慢性支气管炎大鼠支气管和肺组织的损伤程度[3]。

·**抗炎作用** 本品 0.8、0.9g/kg 灌胃给药 21 天，能降低慢性支气管炎模型大鼠血清、肺组织及肺泡灌洗液中 TNF、IL-1、IL-8、血栓素 B_2 和 6- 酮 - 前列腺素 $F_{1\alpha}$ 含量[4-6]。

【临床报道】 有研究报道对应用桂龙咳喘宁胶囊口服治疗支气管哮喘患者 96 例，进行了为期 2 年的临床观察，57 例显效（59.38%），28 例有效（29.17%），效果明显[7]。另有报道应用桂龙咳喘宁胶囊治疗支气管哮喘患者 180 例，59 例痊愈（32.78%），61 例显效（33.89%），55 例有效（30.56%）[8]。

【参考文献】

[1] 杨牧祥，方朝义，王鑫国，等，咳喘宁胶囊药效学实验研究 [J]. 河北中医，2002，24（1）：76.

[2] 赵小寅，樊莹，金芳，等. 时辰给药对豚鼠哮喘发作的影响 [J]. 中国中医急症，2000，9（6）：277.

[3] 杨牧祥，方朝义，李英敏，等. 咳喘宁胶囊对慢性支气管炎大鼠支气管及肺组织病理形态学的影响 [J]. 河北中医药学报，2002，17（1）：1.

[4] 杨牧祥，方朝义，朱孝轩，等. 咳喘宁胶囊对慢性支气管炎大鼠血清、肺组织及支气管肺泡灌洗液 IL-8 含量的影响 [J]. 中国全科医学，2001，4（12）：957.

[5] 方朝义，杨牧祥，曹刚，等. 咳喘宁胶囊对慢性支气管炎大鼠血清、肺组织及支气管肺泡灌洗液 TNF 和 IL-1β 含量的影响 [J]. 新中医，2002，34（2）：74.

[6] 杨牧祥，方朝义，曹刚，等. 咳喘宁胶囊对慢性支气管炎大鼠血清、肺组织及支气管肺泡灌洗液中血栓素 B_2 和 6- 酮 - 前列腺素 $F_{1\alpha}$ 含量的影响 [J]. 中国中医药学报，2002，17（1）：23.

[7] 陈其章. 桂龙咳喘宁治疗支气管哮喘96例疗效观察 [J]. 甘肃中医学院学报，2001，18（2）：31.

[8] 周志荣. 桂龙咳喘宁治疗支气管哮喘180例疗效观察 [J]. 浙江中医杂志，1997，32（10）：480.

（二）风热犯肺证常用中成药品种

川贝枇杷颗粒（胶囊）

【处方】 薄荷脑、枇杷叶、桔梗、川贝母流浸膏。

【功能与主治】 清热宣肺，化痰止咳。用于风热犯肺，内郁化火所致的咳嗽痰黄或吐痰不爽，咽喉肿痛，胸闷胀痛；感冒咳嗽及慢性支气管炎见上述证候者。

【用法与用量】

颗粒剂：开水冲服。一次 3g，一日 3 次。

胶囊：口服。一次 3 粒，一日 3 次。

【注意事项】

1．忌食辛辣、油腻食物。

2．本品适用于风热咳嗽，表现为咳嗽，咯痰不爽，痰黏稠或稠黄，常伴有鼻流黄涕，口渴，头痛，恶风，身热。

3．支气管扩张、肺脓疡、肺心病、肺结核、糖尿病患者应在医师指导下服用。

4．服用 1 周病证无改善，应停止服用，去医院就诊。

5．服药期间，若患者出现高热，体温超过 38℃，或出现喘促气急者，或咳嗽加重，痰量明显增多者，应到医院就诊。

6．长期服用，应向医师或药师咨询。

7．对本品过敏者禁用，过敏体质者慎用。

8．本品性状发生改变时禁止使用。

9．儿童必须在成人监护下使用。

10．请将本品放在儿童不能接触的地方。

11．如正在使用其他药品，使用本品前请咨询医师或药师。

【规格】

颗粒剂：每袋装 3g。

胶囊：每粒装 0.2g。

【贮藏】 密封。

【药理毒理】 本品具有止咳、平喘、祛痰和抗炎作用。

·止咳作用 川贝枇杷膏（颗粒）2.15g/kg 灌胃给药，能延长氨水所致小鼠咳嗽的潜伏期，减少咳嗽次数[1, 2]，川贝枇杷膏还能延长二氧化硫所致小鼠咳嗽的潜伏期[2]，川贝枇杷含片能抑制机械刺激所致豚鼠咳嗽反射的潜伏期[4]。

·平喘作用 川贝枇杷膏 2.15g/kg 灌胃给药，能延长磷酸组胺所致豚鼠喘息的潜伏期，川贝枇杷含片能够缓解磷酸组胺所致豚鼠气管螺旋条的痉挛[3]。

·祛痰作用 川贝枇杷膏（颗粒、含片）2.15g/kg 灌胃给药，能增加小鼠气管酚红的排泌量[1, 3]，川贝枇杷膏能增加大鼠气管排痰量[2]。

·抗炎作用 川贝枇杷膏（颗粒、含片）2.15g/kg 灌胃，能抑制大鼠棉球肉芽肿的形成[1, 2]，还能抑制蛋清所致大鼠足肿胀、二甲苯所致小鼠耳肿胀[2]，也能抑制巴豆油所致小鼠耳郭肿[1]。

·毒理 川贝枇杷膏对小鼠灌胃给药的 LD > 15g/kg。将川贝枇杷膏按 1.5、1.0、0.67g/kg 给大鼠饮用，每日 1 次，连续 90 日，动物未见明显异常[4]。

【参考文献】

[1] 李荣生，娄敏，乔少华，等.川贝枇杷颗粒药效学研究 [J].中国实验方剂学杂志，2000，6（5）：50.

[2] 周瑞玲，陈玉兴，崔景朝，等.川贝枇杷膏主要药效学研究 [J].中国药理通讯，2003，20（2）：66.

[3] 张忠泉，孙惠玲，周根成.川贝枇杷含片的止咳、平喘、化痰动物实验 [J].河南医药信息，2002，10（9）：7.

[4] 梁晓芸，麦惠霞，聂木海，等.川贝枇杷膏对大鼠亚慢性

毒性及 SOD 酶活性实验研究 [J]. 中国卫生检验杂志，2002，12（5）：546.

蛇胆川贝枇杷膏

【处方】 薄荷脑、枇杷叶、蛇胆汁、川贝母、桔梗、水半夏。

【功能与主治】 润肺止咳，祛痰定喘。用于外感风热引起的咳嗽痰多、胸闷、气喘等症。

【用法与用量】 口服。一次 15ml，一日 3 次。

【注意事项】

1．风寒咳嗽者慎用。

2．忌烟、酒及辛辣、油腻食物。

【规格】 每瓶装（1）138g，（2）345g。

【贮藏】 密封。

蛇胆川贝液

【处方】 蛇胆汁、平贝母。

【功能与主治】 祛风止咳，除痰散结。用于风热咳嗽，痰多气喘，胸闷，咳痰不爽或久咳不止。

【用法与用量】 口服。一次 10ml，一日 2 次；小儿酌减。

【注意事项】

1．风寒咳嗽、痰湿犯肺、久咳不止者慎用。

2．忌烟、酒及辛辣、油腻食物。

【规格】 每支装 10ml。

【贮藏】 密封。

急支糖浆（颗粒）

【**处方**】鱼腥草、金荞麦、四季青、麻黄、紫菀、前胡、枳壳、甘草。

【**功能与主治**】清热化痰，宣肺止咳。用于外感风热所致的咳嗽，症见发热、恶寒、胸膈满闷、咳嗽咽痛；急性支气管炎、慢性支气管炎急性发作见上述证候者。

【**用法与用量**】

糖浆：口服。一次 20～30ml，一日 3～4 次；儿童 1 岁以内一次 5ml，1～3 岁一次 7ml，3～7 岁一次 10ml，7 岁以上一次 15ml，一日 3～4 次。

颗粒剂：口服。一次 4g，一日 3～4 次；小儿酌减。

【**注意事项**】

1. 忌烟、酒及辛辣、生冷、油腻食物。

2. 不宜在服药期间同时服用滋补性中药。

【**规格**】

糖浆：每瓶装（1）100ml，（2）200ml。

颗粒剂：每袋装 4g。

【**贮藏**】密封，置阴凉处。

【**药理毒理**】急支颗粒有镇咳、平喘、祛痰、抗炎作用。

·**镇咳作用** 本品 6.6g（生药）/kg 灌服，对氨水所致小鼠咳嗽有抑制作用[1]。

·**平喘作用** 本品 10g（生药）/kg 能延长引喘潜伏期，1.32g（生药）/100ml 浓度对组胺所致豚鼠离体气管收缩有一定的松弛作用[1]。

·**祛痰作用** 本品浓度为 33% 和 66% 时，对青蛙的纤毛运动和小鼠酚红分泌均有促进趋势[1]。

· **抗炎作用** 本品 13.2g（生药）/kg 灌胃，对二甲苯所致小鼠耳郭肿胀和醋酸所致腹腔毛细血管通透性有抑制作用[1]。

【参考文献】

[1] 四川涪陵制药厂 . 急支颗粒新药申报资料，1996.

（三）风燥伤肺证常用中成药品种

蜜炼川贝枇杷膏

【处方】 枇杷叶、川贝母、苦杏仁、款冬花、北沙参、陈皮、桔梗、五味子、薄荷脑、水半夏。

【功能与主治】 清热润肺，止咳平喘，理气化痰。适用于肺燥之咳嗽，痰多胸闷，咽喉痛痒，声音沙哑。

【用法与用量】 口服。规格（1）一次 15ml，规格（2）、（3）一次 22g，一日 3 次。

【注意事项】

1．宜清淡饮食，忌食辛辣、油腻食物。

2．本品适用于肺燥咳嗽，表现为干咳，咽喉疼痛，鼻唇干燥，痰少而质黏，不易咯出。

3．支气管扩张、肺脓疡、肺心病、肺结核、糖尿病患者应在医师指导下服用。

4．服用 1 周病症无改善，应停止服用，去医院就诊。

5．服药期间，若患者出现高热，体温超过 38℃，或出现喘促气急者，或咳嗽加重，痰量明显增多者应到医院就诊。

6．外感风寒咳嗽者慎用。

【规格】每瓶装（1）100ml,（2）138g,（3）110g。

【贮藏】密封。

二母宁嗽丸（颗粒、片）

【处方】川贝母、知母、石膏、炒栀子、黄芩、蜜桑白皮、茯苓、炒瓜蒌子、陈皮、麸炒枳实、炙甘草、五味子（蒸）。

【功能与主治】清肺润燥，化痰止咳。用于燥热壅肺所致的咳嗽，痰黄而黏不易咯出，胸闷气促，久咳不止，声哑喉痛。

【用法与用量】

丸剂：口服。规格（1）大蜜丸，一次1丸；规格（2）水蜜丸，一次6g，一日2次。

颗粒剂：开水冲服。规格（1）、（2）一次1袋，一日2次。

片剂：口服。一次4片，一日2次。

【注意事项】

1．风寒咳嗽者慎用。

2．忌辛辣食物及牛羊肉、鱼等发物。

【规格】

丸剂：（1）每丸重9g,（2）每100丸重10g。

颗粒剂：每袋装（1）3g,（2）10g。

片剂：每片重0.55g。

【贮藏】密封。

强力枇杷露

【处方】枇杷叶、罂粟壳、百部、白前、桑白皮、桔梗、薄荷脑。

【功能与主治】养阴敛肺，镇咳祛痰。用于久咳劳嗽，支气管炎等。

【用法与用量】口服。一次 15ml，一日 3 次；小儿酌减。

【注意事项】

1．外感咳嗽及痰浊壅盛者慎用。

2．忌辛辣、厚味食物。

3．不可过量、久服。

【规格】每瓶装 100ml，150ml（无糖型），250ml（无糖型）、330ml（无糖型）。

【贮藏】密封。

（四）痰浊蕴肺证常用中成药品种

橘红痰咳颗粒（液、煎膏）

【处方】化橘红、苦杏仁、百部（蜜炙）、水半夏（制）、白前、茯苓、五味子、甘草。

【功能与主治】理气祛痰，润肺止咳。用于感冒、支气管炎、咽喉炎引起的痰多咳嗽，气喘。

【用法与用量】

颗粒剂：开水冲服。一次 10 ~ 20g，一日 3 次。

口服液：口服。一次 10 ~ 20ml，一日 3 次。

煎膏剂：口服。一次 10 ~ 20g，一日 3 次；小儿减半。

【注意事项】

1．服药期间饮食宜清淡，忌食生冷、辛辣、油腻食物，忌烟酒。

2．本品适用于痰湿咳嗽，其表现为咳嗽反复发作，咳声重浊，痰多色白或带灰色；阴虚燥咳慎用。

【规格】

颗粒剂：每袋装 10g。

口服液：每支装 10ml。

膏剂：每瓶装（1）100g，（2）180g，（3）200g，（4）250g。

【贮藏】密封，置阴凉处。

二陈丸

【处方】陈皮、半夏（制）、茯苓、甘草。

【功能与主治】燥湿化痰，理气和胃。用于痰湿停滞导致的咳嗽痰多，胸脘胀闷，恶心呕吐。

【用法与用量】口服。一次 9～15g，一日 2 次。

【注意事项】

1．忌烟、酒及辛辣、生冷、油腻食物。

2．不宜在服药期间同时服用滋补性中药。

3．肺阴虚所致的燥咳不适用。

【规格】水丸，每袋装 6g（每 100 粒重 6g）。

【贮藏】密闭，防潮。

蛇胆陈皮散（片、胶囊）

【处方】蛇胆汁、陈皮（蒸）。

【功能与主治】理气化痰，祛风和胃。用于痰浊阻肺，胃失和降，咳嗽，呕逆。

【用法与用量】

散剂：口服。一次 0.3～0.6g，一日 2～3 次。

片剂：口服。一次 2 ～ 4 片，一日 3 次。

胶囊：口服。一次 1 ～ 2 粒，一日 2 ～ 3 次。

【注意事项】

1. 忌烟、酒及辛辣、生冷、油腻食物。

2. 不宜在服药期间同时服用滋补性中药。

3. 支气管扩张、肺脓疡、肺心病、肺结核患者出现咳嗽时应去医院就诊。

4. 有高血压、心脏病、肝病、糖尿病、肾病等慢性病严重者应在医师指导下服用。

【规格】

散剂：每瓶装（1）0.3g，（2）0.6g。

片剂：薄膜衣片，每片重 0.4g。

胶囊：（1）每粒装 0.3g，（2）每粒含蛇胆汁 49mg、陈皮（蒸）295mg。

【贮藏】 密封。

【药理毒理】 蛇胆陈皮胶囊有祛痰作用。

· **祛痰作用** 本品 0.23 ～ 2.10g/kg 灌胃给药，可增加小鼠气管酚红排泌量和大鼠痰液分泌量[1]。

· **其他作用** 本品 0.17 ～ 1.50g/kg 灌胃给药，对小鼠肠推进运动有促进作用[1]。

· **毒理** 急性毒性试验结果显示大鼠对本品的最大耐受量为 4g/kg，小鼠的最大耐受量为 8g/kg[1]。

【参考文献】

[1] 陈国祥，杨解人，丁伯平，等. 蛇胆陈皮胶囊的药效学及毒性研究 [J]. 中成药，2000，22（11）：810.

痰咳净片（散）

【处方】 桔梗、苦杏仁、远志、五倍子、冰片、甘草、咖啡因。

【功能与主治】 通窍顺气，消炎镇咳，促进排痰。用于急慢性支气管炎，胸闷，咽喉炎，肺气肿等引起的咳嗽多痰，气促，气喘等症。

【用法与用量】

片剂：含服。一次 1 片，一日 3 ~ 6 次；儿童用量酌减。

散剂：含服。一次 0.2g（一小药匙），一日 3 ~ 6 次。

【注意事项】

1．忌烟、酒及辛辣、生冷、油腻食物。

2．本品为口含制剂，不宜吞服，糖尿病及脾胃虚寒泄泻者慎服。

3．不宜在服药期间同时服用滋补性中药。

【规格】

片剂：每片重 0.2g（含咖啡因 20mg）。

散剂：每盒装 6g（每 1g 含咖啡因 100mg）。

【贮藏】 密封。

止咳片

【处方】 百部、前胡、苦杏仁。

【功能与主治】 润肺定喘，祛痰止咳。用于咳嗽，痰多，气喘，小儿百日咳，急、慢性气管炎。

【用法与用量】 口服。一次 6 ~ 8 片，一日 3 次；小儿酌减。

【注意事项】

1．忌食辛辣、油腻食物。

2. 支气管扩张、肺脓疡、肺心病、肺结核患者应在医师指导下服用。

3. 服用 1 周病证无改善，应停止服用，去医院就诊。

4. 服药期间，若患者出现高热，体温超过 38℃，或出现喘促气急者，或咳嗽加重，痰量明显增多者应到医院就诊。

5. 对本品过敏者禁用，过敏体质者慎用。

【规格】每片重 0.3g。

【贮藏】密封。

咳喘顺丸

【处方】紫苏子、瓜蒌仁、茯苓、鱼腥草、苦杏仁、款冬花、半夏（制）、桑白皮、前胡、紫菀、陈皮、甘草。

【功能与主治】宣肺化痰，止咳平喘。用于痰浊壅肺，肺气失宣所致的咳嗽，气喘，痰多，胸闷；慢性支气管炎、支气管哮喘、肺气肿见上述证候者。

【用法与用量】口服。一次 5g，一日 3 次，7 天为一个疗程。

【注意事项】

1. 忌烟、酒及辛辣、生冷、油腻食物。

2. 服药期间忌服滋补性中药。

3. 气虚久嗽者慎用。

4. 服药 3 天症状无缓解，应去医院就诊。

5. 对本品过敏者禁用，过敏体质者慎用。

6. 本品性状发生改变时禁止使用。

【规格】每 1g 相当于饮片 1.5g。

【贮藏】密封。

复方川贝精胶囊（片）

【处方】麻黄浸膏、川贝母、陈皮、桔梗、五味子、甘草浸膏、法半夏、远志。

【功能与主治】宣肺化痰，止咳平喘。用于风寒咳嗽，痰喘引起的咳嗽气喘，胸闷，痰多；急、慢性支气管炎见上述证候者。

【用法与用量】

胶囊：口服。一次2～3粒，一日3次；小儿酌减。

片剂：口服。一次3～6片，一日3次；小儿酌减。

【注意事项】

1．忌烟、酒及辛辣、生冷、油腻食物。

2．不宜在服药期间同时服用滋补性中药。

【规格】

胶囊：每粒装0.4g。

片剂：基片重0.25g。

【贮藏】密封。

止咳丸

【处方】川贝母、罂粟壳、防风、桔梗、葶苈子、紫苏子、法半夏（砂炒）、麻黄、白前、前胡、紫苏叶、厚朴（姜炙）、白果、桑叶、黄芩（酒炙）、硼砂、南沙参、薄荷、陈皮、枳壳（麸炒）、茯苓、甘草。

【功能与主治】降气化痰，止咳定喘。用于风寒入肺，肺气不宣引起的咳嗽痰多，喘促胸闷，周身酸痛或久咳不止，以及老年急、慢性支气管炎。

【用法与用量】口服。一次 6 丸，一日 2 次。

【注意事项】

1．忌烟、酒及辛辣、生冷、油腻食物。

2．不宜在服药期间同时服用滋补性中药。

3．有支气管扩张、肺脓疡、肺心病、肺结核患者出现咳嗽时应去医院就诊。

4．本品含麻黄，高血压、心脏病患者慎服。

5．本品不宜长期服用，用药 3 天症状无缓解，应去医院就诊。

【规格】每 18 丸重 3g。

【贮藏】密封。

克咳胶囊（片）

【处方】麻黄、罂粟壳、苦杏仁、石膏、莱菔子、桔梗、甘草。

【功能与主治】止嗽，定喘，祛痰。用于咳嗽，喘急气短。

【用法与用量】

胶囊：口服。一次 3 粒，一日 2 次。

片剂：口服。一次 2 片，一日 2 次。

【注意事项】

1．忌烟、酒及辛辣、生冷、油腻食物。

2．不宜在服药期间同时服用滋补性中药。

3．有支气管扩张、肺脓疡、肺心病、肺结核患者出现咳嗽时应去医院就诊。

4．高血压、心脏病患者慎服。

5．本品不宜长期服用，服药 3 天症状无缓解，应去医院就诊。

【规格】

胶囊：每粒装 0.3g。

片剂：每片重 0.54g。

【贮藏】密封。

枇杷止咳颗粒（胶囊）

【处方】枇杷叶、罂粟壳、百部、白前、桑白皮、桔梗、薄荷脑。

【功能与主治】止嗽化痰。用于咳嗽及支气管炎。

【用法与用量】

颗粒剂：开水冲服。一次 3g，一日 3 次；小儿酌减。

胶囊：口服。一次 2 粒，一日 3 次；小儿酌减。

【禁忌】儿童、孕妇及哺乳期妇女禁用，糖尿病患者禁服。

【注意事项】

1．忌烟、酒及辛辣、生冷、油腻食物。

2．不宜在服药期间同时服用滋补性中药。

3．支气管扩张、肺脓疡、肺心病、肺结核患者出现咳嗽时应去医院就诊。

【规格】

颗粒剂：每袋装（1）3g，（2）5g。

胶囊：每粒装 0.25g。

【贮藏】密封，置干燥处。

【药理毒理】枇杷止咳冲剂（颗粒）有止咳、祛痰、抗炎等作用。

·**止咳作用** 本品 1.17、2.34g/kg 灌胃给药，能延长氨水诱发小鼠咳嗽的潜伏期，减少咳嗽次数[1]；本品 1.851、3.702g/kg 灌胃给药，能延长 SO_2 诱发小鼠咳嗽的潜伏期，减少咳嗽次数[2]。

·**祛痰作用**　本品 0.82、1.62g/kg 灌胃给药，能增加毛细玻管法大鼠痰液分泌量；本品 0.926g、3.702g/kg 灌胃给药能促进小鼠气管段酚红排泌量；本品 2.31%、4.63% 和 9.26% 灌胃给药能增强青蛙口腔黏膜纤毛运动，促进排痰[1, 2]。

·**抗炎作用**　本品 1.17g/kg 和 2.34g/kg 对二甲苯所致小鼠耳郭肿胀的抑制率分别为 45% 和 58%[1]。

·**抑菌作用**　本品体外 1.0～0.25g/ml 对金黄色葡萄球菌、卡他奈瑟菌和甲、乙型溶血链球菌的生长有抑制作用[1]。

【参考文献】

[1] 张艳玲，李中平，赵金明. 枇杷止咳冲剂的药理实验研究 [J]. 长春中医学院学报，1999，15（77）：52.

[2] 黄桂英，廖雪珍. 枇杷止咳冲剂与功能主治有关的药效研究 [J]. 中国实验方剂学杂志，1999，5（5）：43.

固本咳喘胶囊（片）

【处方】 党参、白术（麸炒）、茯苓、麦冬、甘草（炙）、五味子（醋制）、补骨脂（盐水炒）。

【功能与主治】 益气固表，健脾补肾。用于脾虚痰盛，肾气不固所致的咳嗽，痰多，喘息气促，动则喘剧；慢性支气管炎、肺气肿、支气管哮喘见上述证候者。

【用法与用量】

胶囊：口服。一次 3 粒，一日 3 次。

片剂：口服。一次 3 片，一日 3 次。

【注意事项】

1．忌不易消化食物。

2．感冒发热患者不宜服用。

3．有高血压、心脏病、肝病、糖尿病、肾病等慢性病严重者应在医师指导下服用。

4．儿童、孕妇、哺乳期妇女应在医师指导下服用。

5．支气管扩张、肺脓疡、肺心病、肺结核患者出现咳嗽时应去医院就诊。

6．本品仅用于慢性支气管炎缓解期，发作期不宜服用。

7．服药期间，若患者体温超过38.5℃，或出现喘促气急者，或咳嗽加重、痰量明显增多者应去医院就诊。

8．服药4周症状无缓解，应去医院就诊。

【规格】

胶囊：每粒装0.4g。

片剂：每片重0.4g。

【贮藏】密封。

苏子降气丸

【处方】紫苏子（炒）、厚朴、前胡、甘草、姜半夏、陈皮、沉香、当归。

【功能与主治】降气化痰，温肾纳气。用于气逆痰壅，咳嗽喘息，胸膈痞塞。

【用法与用量】口服。一次6g，一日1～2次。

【禁忌】孕妇慎服，外感痰热咳喘者忌服。

【注意事项】

1. 忌烟、酒及辛辣食物。

2. 阴虚燥咳者忌服，其表现为干咳少痰、咽干咽痛、口干舌燥，舌红无苔。

【规格】每13粒重1g。

【贮藏】密闭，防潮。

【药理毒理】本品原方（即苏子降气汤）有镇咳、平喘作用。

· **镇咳作用**　苏子降气汤水煎醇沉液 50g/kg 灌服，可延长 SO_2 引起小鼠咳嗽的潜伏期；苏子降气汤水煎醇液灌服，可延长枸橼酸钠液引起豚鼠咳嗽的潜伏期，减少咳嗽次数[1]。

· **平喘作用**　苏子降气汤灌服，可延长组胺引起豚鼠引喘的潜伏期，松弛磷酸组胺引起痉挛的豚鼠离体气管[1]。

【参考文献】

[1] 胡国胜，黄先菊，赵长瑶. 苏子降气汤的镇咳平喘作用 [J]. 湖北省卫生职工医学院学报，1999，（2）：1.

祛痰止咳颗粒（胶囊）

【处方】党参、水半夏、芫花（醋制）、甘遂（醋制）、紫花杜鹃、明矾。

【功能与主治】健脾燥湿，祛痰止咳。主要用于慢性支气管炎及支气管炎合并肺气肿、肺心病所引起的痰多，咳嗽，喘息等症。

【用法与用量】

颗粒剂：温开水冲服。一次 12g，一日 2 次；小儿酌减。

胶囊：口服。一次 6 粒，一日 2 次；小儿酌减。

【注意事项】

1．忌食辛辣、生冷、油腻食物。

2．婴儿应在医师指导下服用。

3．有高血压、心脏病等疾病者均应慎用。

4．孕妇慎用，脾虚易腹泻者慎服。

5．本品为祛痰、止咳的中西药合剂，适用于小儿肺热咳嗽轻症。

6．严格按照用法用量服用，服药3天症状无缓解，应去医院就诊。

7．对本品过敏者禁用，过敏体质者慎用。

【规格】

颗粒剂：每袋装6g。

胶囊：每粒装（1）0.35g，（2）0.45g。

【贮藏】密封。

（五）痰热郁肺证常用中成药品种

清气化痰丸

【处方】酒黄芩、瓜蒌仁霜、半夏（制）、胆南星、陈皮、苦杏仁、枳实、茯苓。

【功能与主治】清肺化痰。用于痰热阻肺所致的咳嗽痰多，痰黄稠黏，胸腹满闷。

【用法与用量】口服。一次6～9g，一日2次；小儿酌减。

【注意事项】

1．忌烟、酒及辛辣、生冷、油腻食物。

2．不宜在服药期间同时服用滋补性中药。

3．风寒咳嗽，痰湿阻肺者不适用。

【规格】每袋装6g（每10丸重1g）。

【贮藏】密封。

羚羊清肺丸

【处方】浙贝母、桑白皮（蜜炙）、前胡、麦冬、天冬、天花粉、地黄、玄参、石斛、桔梗、枇杷叶（蜜炙）、苦杏仁（炒）、金果榄、金银花、大青叶、栀子、黄芩、板蓝根、牡丹皮、薄荷、甘草、熟大黄、陈皮、羚羊角粉。

【功能与主治】清肺利咽，清瘟止嗽。用于肺胃热盛，感受时邪，身热头晕，四肢酸懒，咳嗽痰盛，咽喉肿痛，鼻衄咳血，口干舌燥。

【用法与用量】口服。一次 1 丸，一日 3 次。

【注意事项】

1．本方药性偏凉，风寒咳嗽不能用，外感风热咳嗽表证未解除者慎勿早投，以防变邪，致病程迁延。

2．孕妇慎用。

【规格】每丸重6g。

【贮藏】密封。

【药理毒理】羚羊清肺丸有解热、抗炎、镇咳、祛痰等作用。

·**解热作用** 以本品1.5、3.0g、6.0g/kg 灌服，能降低啤酒酵母引起发热大鼠的体温[1]。

·**抗炎作用** 以本品2.0、4.0、8.0g/kg 灌服，能降低二甲苯所致的小鼠耳郭肿胀；6.0/kg 灌服，能减小皮内注射磷酸组胺大鼠的皮肤蓝斑面积及蓝斑色素量[1]。

·**镇咳作用** 以本品 4.0、8.0g/kg 灌服，能延长氨雾所致小鼠咳嗽潜伏期，减少咳嗽次数[2]。

·**祛痰作用** 以本品 2.0、4.0、8.0g/kg 灌服，均能促进小鼠呼吸道排泌酚红[2]。

【参考文献】

[1] 李晓军，陈光晖，刘玉玲，等.羚羊清肺丸解热及抗炎作用实验研究 [J].承德医学院学报，2003，20（3）：189.

[2] 陈光晖，李晓军，刘玉玲，等.羚羊清肺丸止咳祛痰作用实验研究 [J].承德医学院学报，2000，20（3）：197.

羚羊清肺散

【处方】羚羊角粉、赤芍、板蓝根、连翘、金银花、知母、天花粉、琥珀、甘草、朱砂、石膏、冰片、栀子、芦根、水牛角浓缩粉、川贝母、桔梗、僵蚕（炒）。

【功能与主治】清热泻火，凉血解毒，化痰息风。用于温热病，高热神昏，烦燥口渴，痉厥抽搐及小儿肺热咳嗽。

【用法与用量】口服。一次 1g，一日 2 次；周岁以下儿童酌减。

【注意事项】忌辛辣之物。

【规格】每袋装 1g。

【贮藏】密封，置阴凉干燥处。

复方鲜竹沥液

【处方】鲜竹沥、鱼腥草、生半夏、生姜、枇杷叶、桔梗、薄荷油。

【功能与主治】 清热，化痰，止咳。用于痰热咳嗽，痰黄黏稠。

【用法与用量】 口服。一次 20ml，一日 2～3 次。

【禁忌】 孕妇禁用。

【注意事项】

1．寒嗽及脾虚便溏者慎用。

2．孕妇慎用。

3．忌烟、酒及辛辣刺激、油腻食物。

【规格】 每支装 10ml。

【贮藏】 密封，置阴凉处。

【药理毒理】 复方鲜竹沥液有祛痰、止咳作用。

·**祛痰作用** 本品 20ml/kg 灌胃给药，能增加小鼠气管酚红排泌量，促进大鼠痰液分泌[1]。

·**止咳作用** 本品 20ml/kg 灌胃，能延长 SO_2 所致小鼠咳嗽的潜伏期，减少咳嗽次数[1]。

【参考文献】

[1] 毛友昌．两种工艺的复方鲜竹沥药效学比较 [J]．江西中医学院学报，1996，（增刊）：22．

止咳橘红颗粒（丸、胶囊、口服液）

【处方】 化橘红、陈皮、法半夏、茯苓、款冬花、甘草、瓜蒌皮、紫菀、麦冬、知母、桔梗、地黄、石膏、苦杏仁（去皮炒）、紫苏子（炒）。

【功能与主治】 清肺，止咳，化痰。用于痰热阻肺引起的咳嗽痰多，胸满气短，咽干喉痒。

【用法与用量】

颗粒剂：开水冲服。一次1袋，一日2～3次；儿童用量遵医嘱。

丸剂：口服。一次2丸，一日2次。

胶囊：口服。一次3粒，一日2～3次。

口服液：口服。一次10ml，一日2～3次；儿童用量遵医嘱。

【注意事项】

1．风寒咳嗽、干咳无痰者慎用。

2．宜清淡饮食，忌烟酒及辛辣刺激、油腻食物。

【规格】

颗粒剂：每袋装（1）3g（无糖型），（2）6g。

丸剂：大蜜丸，每丸重6g。

胶囊：每粒装0.4g。

口服液：每支装10ml。

【贮藏】 密封。

【药理毒理】 本品有镇咳、祛痰、抗炎作用。

·**镇咳作用** 止咳橘红颗粒6g/kg灌服，明显延长氨水喷雾引起的小鼠咳嗽潜伏期，减少咳嗽次数[1]。

·**祛痰作用** 止咳橘红颗粒6g/kg和止咳橘红口服液灌服，均能明显促进家兔呼吸道排泌酚红[1, 2]。

·**抗炎作用** 止咳橘红丸6g/kg灌服，能抑制二甲苯引起的小鼠耳肿胀和蛋清引起的大鼠足肿胀[1]。

·**其他作用** 人服用止咳橘红颗粒3天，对细胞色素P_{450}酶系统CYP3A4的活性有较弱的抑制作用，能轻微抑制CYP3A4底物咪哒唑仑的代谢[3]。

·**毒理止咳** 止咳橘红颗粒 104g/kg（相当于成人剂量的 347 倍）灌服，观察一周，未见小鼠异常[3]。

【参考文献】

[1] 张清华. 复方止咳颗粒剂的镇咳、祛痰和抗炎作用 [J]. 广东药学院学报，2000，16（3）：210.

[2] 止咳橘红口服液新药申报资料.

[3] 程泽能，张毕奎，李菲，等. 中药止咳橘红颗粒对 CYP3A4 和 CYP1A2 抑制作用的研究 [J]. 中国临床药理学杂志，2002，18（3）：215.

橘红丸（颗粒、胶囊、片）

【处方】化橘红、陈皮、半夏（制）、茯苓、甘草、桔梗、苦杏仁、炒紫苏子、紫菀、款冬花、瓜蒌皮、浙贝母、地黄、麦冬、石膏。

【功能与主治】清肺，化痰，止咳。用于痰热咳嗽，痰多，色黄黏稠，胸闷口干。

【用法与用量】

丸剂：口服。规格（1）大蜜丸，一次 4 丸；规格（2）大蜜丸，一次 2 丸；规格（3）水蜜丸，一次 7.2g，一日 2 次。

颗粒剂：开水冲服。一次 1 袋，一日 2 次。

胶囊：口服。一次 5 粒，一日 2 次。

片剂：口服。规格（1）、（2）一次 6 片，一日 2 次。

【注意事项】忌烟、酒及辛辣食物。

【规格】

丸剂：（1）每丸重 3g，（2）每丸重 6g，（3）每 100 丸重 10g。

颗粒剂：每袋装 11g。

胶囊：每粒装 0.5g。

片剂：每片重（1）0.3g，（2）0.6g。

【贮藏】密封。

牛黄蛇胆川贝液（滴丸、胶囊、散、片）

【处方】人工牛黄、川贝母、蛇胆汁、薄荷脑。

【功能与主治】清热，化痰，止咳。用于外感咳嗽中的热痰咳嗽，燥痰咳嗽。

【用法与用量】

口服液：口服。一次 10ml，一日 3 次；小儿酌减，或遵医嘱。

丸剂：口服或舌下含服。一次 10 丸，一日 3 次；小儿酌减，或遵医嘱。

胶囊：口服。一次 1 ~ 2 粒（大粒），或 2 ~ 4 粒（小粒），一日 3 次；小儿酌减，或遵医嘱。

散剂：口服。一次 1 ~ 2 瓶，一日 2 ~ 3 次。

片剂：口服。一次 1 ~ 2 片，一日 3 次；或遵医嘱。

【注意事项】

1. 风寒咳嗽，阴虚久咳及寒痰、湿痰患者慎用。

2. 孕妇禁用。

3. 宜清淡饮食，忌烟酒及生冷、辛辣、燥热食物。

【规格】

口服液：每支装 10ml。

滴丸：每丸重 35mg。

胶囊：每粒装（1）0.5g（大粒），（2）0.25g（小粒）。

散剂：每瓶装 0.5g。

片剂：每片重 0.41g。

【贮藏】密闭，置阴凉处保存。

除痰止嗽丸

【处方】枳实、法半夏、前胡、黄芩、熟大黄、甘草、白术（麸炒）、桔梗、六神曲（麸炒）、栀子（姜炙）、知母、冰片、陈皮、浮海石（煅）、防风、黄柏、天花粉、薄荷脑。

【功能与主治】清肺降火，除痰止咳。用于肺热痰盛引起的咳嗽气逆，痰黄黏稠，咽喉疼痛，大便干燥。

【用法与用量】口服。一次 2 丸，一日 2 次。

【注意事项】

1．外感风寒者慎用。

2．孕妇禁用。

【规格】大蜜丸，每丸重 6g。

【贮藏】密封。

清肺抑火丸（片、膏、胶囊）

【处方】黄芩、栀子、黄柏、浙贝母、桔梗、前胡、苦参、知母、天花粉、大黄。

【功能与主治】清肺止咳，化痰通便。用于痰热阻肺所致的咳嗽，痰黄稠黏，口干咽痛，大便干燥。

【用法与用量】

丸剂：口服。水丸一次 6g，大蜜丸一次 1 丸，一日 2～3 次。

片剂：口服。一次 4 片，一日 2 次。

膏剂：口服。一次5g，一日2次。

胶囊：口服。一次4粒，一日2次。

【注意事项】

1．风寒咳嗽及脾胃虚寒者慎用。

2．孕妇慎用。

3．宜清淡饮食，忌烟酒及生冷、辛辣、燥热食物。

【规格】

丸剂：水丸，每袋装6g（每100粒重6g）；大蜜丸，每丸重9g。

片剂：每片重0.6g。

膏剂：每瓶装（1）30g，（2）60g，（3）120g。

胶囊：每粒装0.5g。

【贮藏】密封，置阴凉干燥处。

痰热清注射液

【处方】黄芩、熊胆粉、山羊角、金银花、连翘。

【功能与主治】清热，化痰，解毒。用于风温肺热病痰热阻肺证，症见发热、咳嗽、咯痰不爽、咽喉肿痛、口渴、舌红、苔黄；肺炎早期、急性支气管炎、慢性支气管炎急性发作以及上呼吸道感染见上述证候者。

【用法与用量】静脉滴注。常用量：成人一般一次20ml，重症患者一次可用40ml，加入5%葡萄糖注射液或0.9%氯化钠注射液250～500ml，控制滴数每分钟不超过60滴，一日1次；儿童按0.3～0.5ml/kg体重，最高剂量不超过20ml，加入5%葡萄糖注射液或0.9%氯化钠注射液100～200ml，控制滴数每分钟

30～60滴，一日1次；或遵医嘱。

【注意事项】

1．使用前发现瓶盖漏气、瓶体有裂缝、溶液浑浊或有沉淀物不得使用。

2．使用本品应密切观察病情，如出现不良反应，应立即停药，视情况作相应处理。

3．不得和其他药物混合滴注。如合并用药，在换药时需先冲洗输液器，以免药物相互作用产生不良反应。

4．如病情需要，可和其他抗生素联合使用。

5．严格控制输液器速度，滴速过快或有渗漏可引起局部疼痛。

6．尚未有孕妇用药资料。

【规格】每支装10ml。

【贮藏】密封，避光保存。

附二

治疗急性气管—支气管炎的常用中成药简表

证型	药物名称	功能	主治病证	用法用量	备注
风寒袭肺证	通宣理肺丸（颗粒、胶囊、片）	解表散寒，宣肺止嗽。	用于风寒束表、肺气不宣所致的感冒咳嗽，症见发热、恶寒、咳嗽、鼻塞流涕、头痛、无汗、肢体酸痛。	丸剂：口服。规格（1）大蜜丸一次2丸；规格（2）水蜜丸一次7g；规格（3）浓缩丸，一次8～10丸，一日2～3次。颗粒剂：开水冲服。规格（1）、（2）一次1袋，一日2次。胶囊：口服。一次2粒，一日2～3次。片剂：口服。一次4片，一日2～3次。	丸剂：药典，基药颗粒剂：基药，医保胶囊：药典，基药片剂：基药，医保

证型	药物名称	功能	主治病证	用法用量	备注
风寒袭肺证	杏苏止咳颗粒（糖浆）	宣肺散寒，止咳祛痰。	用于风寒感冒咳嗽，气逆。	颗粒剂：开水冲服。一次1袋，一日3次。糖浆：口服。一次10～15ml，一日3次；小儿酌减。	颗粒剂：药典，医保糖浆：医保
	止咳丸	降气化痰，止咳定喘。	用于风寒入肺，肺气不宣引起的咳嗽痰多，喘促胸闷，周身酸痛或久咳不止，以及老年急慢性支气管炎。	口服。一次6丸，一日2次。	药典，医保
	镇咳宁糖浆（胶囊、口服液、颗粒）	止咳，平喘，祛痰。	用于风寒束肺所致的咳嗽、气喘、咯痰；支气管炎、支气管哮喘见上述证候者。	糖浆：口服。一次5～10ml，一日3次。胶囊：口服。一次1～2粒，一日3次。口服液：口服。一次10ml，一日3次。颗粒剂：开水冲服。一次2～4g，一日3次。	糖浆：医保胶囊：药典，医保口服液：医保颗粒剂：医保
	桂龙咳喘宁胶囊（片、颗粒）	止咳化痰，降气平喘。	用于外感风寒、痰湿阻肺引起的咳嗽、气喘、痰涎壅盛；急慢性支气管炎见上述证候者。	胶囊：口服。一次3粒，一日3次。片剂：口服。一次4片，一日3次。颗粒剂：开水冲服。一次6g，一日3次。	胶囊：药典，基药，医保片剂：基药，医保颗粒剂：药典，医保
风热犯肺证	川贝枇杷颗粒（胶囊）	清热宣肺，化痰止咳。	用于风热犯肺，内郁化火所致的咳嗽痰黄或吐痰不爽，咽喉肿痛，胸闷胀痛；感冒咳嗽及慢性支气管炎见上述证候者。	颗粒剂：开水冲服。一次3g，一日3次。胶囊：口服。一次3粒，一日3次。	颗粒剂：医保胶囊：医保
	蛇胆川贝枇杷膏	润肺止咳，祛痰定喘。	用于外感风热引起的咳嗽痰多、胸闷、气喘等症。	口服。一次15ml，一日3次	医保

证型	药物名称	功能	主治病证	用法用量	备注
风热犯肺证	蛇胆川贝液	祛风止咳，除痰散结。	用于风热咳嗽，痰多气喘，胸闷，咳痰不爽或久咳不止。	口服。一次10ml，一日2次；小儿酌减。	医保
	急支糖浆（颗粒）	清热化痰，宣肺止咳。	用于外感风热所致的咳嗽，症见发热、恶寒、胸膈满闷、咳嗽咽痛；急性支气管炎、慢性支气管炎急性发作见上述证候者。	糖浆：口服。一次20～30ml，一日3～4次；儿童1岁以内一次5ml，1～3岁一次7ml，3～7岁一次10ml，7岁以上一次15ml，一日3～4次。颗粒剂：口服。一次4g，一日3～4次；小儿酌减。	药典，医保
风燥伤肺证	蜜炼川贝枇杷膏	清热润肺，止咳平喘，理气化痰。	适用于肺燥之咳嗽，痰黄胸闷，咽喉痛痒，声音沙哑。	口服。规格（1）一次15ml，规格（2）、（3）一次22g，一日3次。	医保
	二母宁嗽丸（颗粒、片）	清肺润燥，化痰止咳。	用于燥热蕴肺所致的咳嗽，痰黄而黏不易咯出，胸闷气促，久咳不止，声哑喉痛。	丸剂：口服。规格（1）大蜜丸，一次1丸；规格（2）水蜜丸，一次6g，一日2次。颗粒剂：开水冲服。规格（1）、（2）一次1袋，一日2次。片剂：口服。一次4片，一日2次。	丸剂：药典，医保片剂：医保
	强力枇杷露	养阴敛肺，镇咳祛痰。	用于久咳劳嗽，支气管炎等。	口服。一次15ml，一日3次；小儿酌减。	基药，医保
痰浊蕴肺证	橘红痰咳颗粒（液、煎膏）	理气祛痰，润肺止咳。	用于感冒、支气管炎、咽喉炎引起的痰多咳嗽，气喘。	颗粒剂：开水冲服。一次10～20g，一日3次。口服液：口服。一次10～20ml，一日3次。煎膏剂：口服。一次10～20g，一日3次；小儿减半。	颗粒剂：医保口服液：药典，医保煎膏剂：医保

证型	药物名称	功能	主治病证	用法用量	备注
痰浊蕴肺证	二陈丸	燥湿化痰，理气和胃。	用于痰湿停滞导致的咳嗽痰多，胸脘胀闷，恶心呕吐。	口服。一次9～15g，一日2次。	药典，医保
	蛇胆陈皮散（片、胶囊）	理气化痰，祛风和胃。	用于痰浊阻肺，胃失和降，咳嗽，呕逆。	散剂：口服。一次0.3～0.6g，一日2～3次。 片剂：口服。一次2～4片，一日3次。 胶囊：口服。一次1～2粒，一日2～3次。	散剂：药典，医保 片剂：药典，医保 胶囊：药典，医保
	痰咳净片（散）	通窍顺气，消炎镇咳，促进排痰。	用于急慢性支气管炎、胸闷、咽喉炎、肺气肿等引起的咳嗽多痰，气促，气喘等症。	片剂：含服。一次1片，一日3～6次；儿童用量酌减。 散剂：含服。一次0.2g（一小药匙），一日3～6次。	片剂：医保 散剂：医保
	止咳片	润肺定喘，祛痰止咳。	用于咳嗽，痰多，气喘，小儿百日咳，急、慢性气管炎。	口服。一次6～8片，一日3次；小儿酌减。	医保
	咳喘顺丸	宣肺化痰，止咳平喘。	用于痰浊壅肺、肺气失宣所致的咳嗽，气喘，痰多，胸闷；慢性支气管炎、支气管哮喘、肺气肿见上述证候者。	口服。一次5g，一日3次，7天为一个疗程。	药典，医保
	复方川贝精胶囊（片）	宣肺化痰，止咳平喘	用于风寒咳嗽，痰喘引起的咳嗽气喘，胸闷，痰多；急、慢性支气管炎见上述证候者。	胶囊：口服。一次2～3粒，一日3次；小儿酌减。 片剂：口服。一次3～6片，一日3次；小儿酌减。	胶囊：医保 片剂：药典，医保
	止咳丸	降气化痰，止咳定喘。	用于风寒入肺，肺气不宣引起的咳嗽痰多，喘促胸闷，周身酸痛或久咳不止，以及老年急、慢性支气管炎。	口服。一次6丸，一日2次。	医保

续表

证型	药物名称	功 能	主治病证	用法用量	备 注
痰浊蕴肺证	克咳胶囊（片）	止嗽，定喘，祛痰。	用于咳嗽，喘急气短。	胶囊：口服。一次3粒，一日2次。片剂：口服。一次2片，一日2次。	胶囊：医保片剂：医保
	枇杷止咳颗粒（胶囊）	止嗽化痰。	用于咳嗽及支气管炎。	颗粒剂：开水冲服。一次3g，一日3次；小儿酌减。胶囊：口服。一次2粒，一日3次；小儿酌减。	颗粒剂：药典，医保胶囊：药典，医保
	固本咳喘胶囊（片）	益气固表，健脾补肾。	用于脾虚痰盛，肾气不固所致的咳嗽，痰多，喘息气促，动则喘剧；慢性支气管炎、肺气肿、支气管哮喘见上述证候者。	胶囊：口服。一次3粒，一日3次。片剂：口服。一次3片，一日3次。	胶囊：医保片剂：药典，医保
	苏子降气丸	降气化痰，温肾纳气。	用于气逆痰壅，咳嗽喘息，胸膈痞塞。	口服。一次6g，一日1~2次。	药典，医保
	祛痰止咳颗粒（胶囊）	健脾燥湿，祛痰止咳。	主要用于慢性支气管炎及支气管炎合并肺气肿、肺心病所引起的痰多、咳嗽、喘息等症。	颗粒剂：温开水冲服。一次12g，一日2次；小儿酌减。胶囊：口服。一次6粒，一日2次；小儿酌减。	颗粒剂：医保胶囊：医保
痰热郁肺证	清气化痰丸	清肺化痰。	用于痰热阻肺所致的咳嗽痰多、痰黄稠黏、胸腹满闷。	口服。一次6~9g，一日2次；小儿酌减。	药典，医保
	羚羊清肺丸	清肺利咽，清瘟止嗽。	用于肺胃热盛，感受时邪，身热头晕，四肢酸懒，咳嗽痰盛，咽喉肿痛，鼻衄咳血，口干舌燥。	口服。一次1丸，一日3次。	药典，医保

证型	药物名称	功能	主治病证	用法用量	备注
痰热郁肺证	羚羊清肺散	清热泻火，凉血解毒，化痰息风。	用于温热病，高热神昏，烦燥口渴，痉厥抽搐及小儿肺热咳嗽。	口服。一次1g，一日2次；周岁以下儿童酌减。	药典
	复方鲜竹沥液	清热，化痰，止咳。	用于痰热咳嗽，痰黄黏稠。	口服。一次20ml，一日2～3次。	药典
	止咳橘红颗粒（丸、胶囊、口服液）	清肺，止咳，化痰。	用于痰热阻肺引起的咳嗽痰多，胸满气短，咽干喉痒。	颗粒剂：开水冲服。一次1袋，一日2～3次；儿童用量遵医嘱。丸剂：口服。一次2丸，一日2次。胶囊：口服。一次3粒，一日2～3次。口服液：口服。一次10ml，一日2～3次；儿童用量遵医嘱。	颗粒剂：药典，医保丸剂：药典，医保胶囊：药典，医保口服液：药典
	橘红丸（颗粒、胶囊、片）	清肺，化痰，止咳。	用于痰热咳嗽，痰多，色黄黏稠，胸闷口干。	丸剂：口服。规格（1）大蜜丸，一次4丸；规格（2）大蜜丸，一次2丸；规格（3）水蜜丸，一次7.2g，一日2次。颗粒剂：开水冲服。一次1袋，一日2次。胶囊：口服。一次5粒，一日2次。片剂：口服。规格（1）、（2）一次6片，一日2次。	丸剂：药典，基药，医保颗粒剂：药典，基药，医保胶囊：药典，基药，医保片剂：药典，基药
	牛黄蛇胆川贝液（滴丸、胶囊、散、片）	清热，化痰，止咳。	用于外感咳嗽中的热痰咳嗽，燥痰咳嗽。	口服液：口服。一次10ml，一日3次；小儿酌减，或遵医嘱。滴丸：口服或舌下含服。一次10丸，一日3次；小儿酌减，或遵医嘱。胶囊：口服。一次1～	口服液：药典滴丸：药典，医保胶囊：药典，医保散剂：药典，医保片剂：医保

续表

证型	药物名称	功能	主治病证	用法用量	备注
				2粒（大粒），或2～4粒（小粒），一日3次；小儿酌减，或遵医嘱。 散剂：口服。一次1～2瓶，一日2～3次。 片剂：口服。一次1～2片，一日3次；或遵医嘱。	
	除痰止嗽丸	清肺降火，除痰止咳。	用于肺热痰盛引起的咳嗽气逆，痰黄黏稠，咽喉疼痛，大便干燥。	口服。一次2丸，一日2次。	药典
痰热郁肺证	清肺抑火丸（片、膏、胶囊）	清肺止咳，化痰通便。	用于痰热阻肺所致的咳嗽，痰黄稠黏，口干咽痛，大便干燥。	丸剂：口服。水丸一次6g，大蜜丸一次1丸，一日2～3次。 片剂：口服。一次4片，一日2次。 膏剂：口服。一次5g，一日2次。 胶囊：口服。一次4粒，一日2次。	丸剂：药典，医保 片剂：药典，医保 膏剂：药典 胶囊：医保
	痰热清注射液	清热，化痰，解毒。	用于风温肺热病痰热阻肺证，症见发热、咳嗽、咯痰不爽、咽喉肿痛、口渴、舌红、苔黄；肺炎早期、急性支气管炎、慢性支气管炎急性发作以及上呼吸道感染见上述证候者。	静脉滴注。常用量：成人一般一次20ml，重症患者一次可用40ml，加入5%葡萄糖注射液或0.9%氯化钠注射液250～500ml，控制滴数每分钟不超过60滴，一日1次；儿童按0.3～0.5ml/kg体重，最高剂量不超过20ml，加入5%葡萄糖注射液或0.9%氯化钠注射液100～200ml，控制滴数每分钟30～60滴，一日1次；或遵医嘱。	医保

慢性咳嗽

咳嗽是内科患者最常见的症状。咳嗽按病程分为急性咳嗽、亚急性咳嗽和慢性咳嗽。引起慢性咳嗽的病因较多，通常根据胸部X线检查有无异常分为两类：一类为X线胸片有明确病变者，如肺炎、肺结核、支气管肺癌等；另一类为X线胸片无明显异常，以咳嗽为主要或唯一症状者，即通常所说的不明原因慢性咳嗽（简称慢性咳嗽）。在专科门诊中，慢性咳嗽的比例高达10%～38%。慢性咳嗽的常见病因包括：咳嗽变异性哮喘、上气道咳嗽综合征、嗜酸性粒细胞性支气管炎和胃食管反流性咳嗽，这些病因占呼吸内科门诊慢性咳嗽病因的70%～95%。其他病因较少见，但涉及面广，不仅与呼吸系统疾病有关，还与其他系统的疾病有关。需要指出的是多数慢性咳嗽与感染无关，因此大多无需使用抗菌药物治疗。现代医学临床常根据病情采用抗感染药、镇咳药、祛痰药、抗组胺药、减充血剂、糖皮质激素及支气管舒张剂等药物进行治疗。

中医对咳嗽的认识源远流长，早在《素问·咳论》中就有"五脏六腑皆令人咳"的精辟论述，数千年来一直有效地指导着临床诊疗。中医将咳嗽分为外感咳嗽和内伤咳嗽两类，对应于西医慢性咳嗽者多属于内伤咳嗽范畴，但与外感因素有一定关系，主要是因为饮食不当、情志失调、肺脏自病等内伤因素致脏腑功能失调，内生病邪，上犯于肺，在外邪的引触下，损伤肺系，肺气不清，失于宣肃，气逆作声所致，以咳嗽或兼有咯吐痰液为主要症状的病症。

一、中医病因病机分析及常见证型

中医学认为内伤咳嗽病因复杂，可因饮食不节伤及脾胃、情志失调，先天禀赋不足、久病致脏腑功能虚弱，肺失宣降，肺气上逆，出现咳嗽。

临床症状因该病所涉及脏腑、阴阳气血的不同，表现各异。常见证型有风邪犯肺证、痰浊蕴肺证、肝火犯肺证、肺阴亏虚证、肺阳亏虚证。

二、辨证选择中成药

1. 风邪犯肺证

【临床表现】 阵发性咳嗽或呛咳，咽痒，遇外界寒热变化、冷风、油烟、异味等因素刺激可诱使咳嗽突发或加重，干咳无痰或少痰，夜卧晨起咳剧，咳嗽反复发作或常年不愈；舌淡红，苔薄白，脉弦。

【辨证要点】 阵发性咳嗽或呛咳，咽痒，遇外界寒热变化、冷风、油烟、异味等因素刺激可诱使咳嗽突发或加重；舌淡红，苔薄白，脉弦。

【病机简析】 风为阳邪，易袭阳位，肺为五脏六腑之华盖，易受风侵。风盛则动，故见阵咳或呛咳；风邪入里与气血搏结于咽喉，故见咽痒；外感风邪未尽，久之入里，内风暗生，同气相求，内外风合邪，故见遇外界寒热变化、冷风、油烟、异味等因素刺激可诱使咳嗽突发或加重；舌淡红，苔薄白，脉弦皆为风邪羁肺之象。

【治法】祛风宣肺，化痰止咳。

【辨证选药】可选用宣肺止嗽合剂、咳喘宁颗粒、镇咳宁糖浆（胶囊、口服液、颗粒）。

此类中成药在祛风宣肺之品如荆芥、薄荷、炙麻黄、防风、紫苏叶、桑叶等药物的基础上，加入半夏、陈皮、茯苓、杏仁、百部、紫菀、前胡、桔梗、白果等化痰止咳之品，使风去、痰减、咳止。

2. 痰浊蕴肺证

【临床表现】咳嗽反复发作，咳声重浊，因痰而咳，痰出咳平，痰多色白，黏稠或清稀，伴胸闷、脘痞、呕恶、食少、体倦，大便时溏；舌苔白腻，脉滑。

【辨证要点】咳声重浊，因痰而咳，痰多色白；舌苔白腻，脉滑。

【病机简析】多因饮食生冷，脾胃不和，脾失健运，痰浊内生，壅遏肺气，痰浊阻肺，宣降失常，故咳嗽、咳声重浊、痰多色白；气机不畅则胸闷、气促、喘息；舌苔白腻，脉滑为痰浊之象。

【治法】宣肺化痰，理气止咳。

【辨证选药】可选用橘红痰咳颗粒（液、煎膏）、二陈丸、蛇胆陈皮散（片、胶囊）、痰咳净片（散）、止咳片、咳喘顺丸、复方川贝精胶囊（片）、止咳丸、克咳胶囊（片）、枇杷止咳颗粒（胶囊）、固本咳喘胶囊（片）、苏子降气丸、祛痰止咳颗粒（胶囊）。

此类中成药多由陈皮、半夏、茯苓、甘草、百部、杏仁、桔梗、贝母等药物组成，有良好的燥湿化痰止咳之效。

3. 肝火犯肺证

【临床表现】咳嗽气逆阵作，咳则连声，咳嗽发作多与情绪变化有关，咳时胸胁引痛，痰滞难咯，或干咳少痰，甚则咳吐鲜血，或痰中带血丝，性急易怒，烦热口苦，咽喉干燥，面红目赤；舌红，舌苔薄黄少津，脉弦数。

【辨证要点】因情绪变化而咳嗽，性急易怒；舌红，舌苔薄黄少津，脉弦数。

【病机简析】情致不遂，肝气郁结化火，逆乘于肺，肺失清肃之权，故气逆咳嗽；木火刑金，肺络损伤则咳吐鲜血或痰带血丝；胁为肝之分野，肝火肆逆，肝经失畅，故胁痛；性急易怒、烦热口苦、咽喉干燥、面红耳赤，脉弦数均为肝火之象；苔薄黄少津为热盛津伤之征。

【治法】清肝泻肺，止咳降逆。

【辨证选药】可选用黛蛤散、清热八味胶囊（丸、散），亦可选用具有疏肝作用之逍遥丸（颗粒）、丹栀逍遥丸配合具有清肺作用之清肺抑火丸（片、膏、胶囊）、清肺消炎丸。

此类中成药含有清泻肝火的药物如牛黄、青黛等，辅以石膏、苦地丁、胡黄连等药物清其他脏腑之热，则肝火得清，肺火得泻，咳嗽可平。

4. 肺阴亏虚证

【临床表现】咳久不愈，干咳无痰，或痰少，咯吐不爽，痰黏或夹血丝，食少，口干舌燥，或手足心热，潮热盗汗，形瘦无华；舌红，少苔，脉细数。

【辨证要点】此类患者多形体瘦削，可见干咳少痰，少苔。

【病机简析】 阴虚内燥，肺失清润，肃降无权，肺气上逆为本证的主要病机。多因热病伤阴，或年老阴气不足，致阴虚肺燥，故干咳少痰、咯吐不爽、口舌干燥；阴虚火旺，故五心烦热、潮热盗汗、形瘦无华；热伤肺络，则见咯血；舌红少苔，脉细数，为阴虚内热之象。

【治法】 养阴润肺，宁肺止嗽。

【辨证选药】 可选用养阴清肺丸（膏、颗粒）、蜜炼川贝枇杷膏、枇杷叶膏、润肺膏、强力枇杷露、百合固金丸（颗粒、片）。

此类中成药常选用养阴润肺之麦冬、地黄、百合、梨，及润肺化痰之川贝母、款冬，达到养阴润肺，宁肺止嗽之效。

5. 肺阳亏虚证

【临床表现】 咳嗽，气短，咳吐涎沫，质清稀而量多，形寒肢冷，或见背寒，自汗，面白神疲，口不渴，腹胀，大便溏；舌质淡胖，苔白润，脉迟缓或迟弦。

【辨证要点】 咳嗽，气短，背寒冷，或见脘腹痞满，喜温喜按。

【病机简析】《难经·四十九难》指出"形寒饮冷则伤肺"，肺阳亏虚，肺气虚寒，肺失宣降，可见咳嗽；气不布津，水饮不化，咳吐较多清稀涎沫；肺阳不足，故见背寒冷，形寒肢冷，易感冒；如伤及脾阳，脾阳不足，故见腹胀纳差，脘腹痞满，喜温喜按，大便溏；舌质淡胖，苔白润，脉迟缓或迟弦皆为肺阳亏虚之象。

【治法】 温肺化饮。

【辨证选药】 苓桂咳喘宁胶囊、桂龙咳喘宁胶囊（片、颗粒）。

此类中成药常选用桂枝、生姜以温肺化饮，陈皮、半夏理气燥湿化痰，辅以白术、甘草健脾化痰，共奏温肺化饮之效。

三、用药注意

临床选药应以辨证论治思想为指导。注意观察、询问患者咳嗽之外的症状，如咳嗽的时间、频率、性质、声音、加重的有关因素，痰的色、质、量、味，以助判断病性、病位，准确用药。五脏六腑皆令人咳，同时咳嗽日久，可能转化为喘证、肺胀等其他疾病，或累及他脏，治疗当根据患者具体情况，多脏同治，合用具有降逆平喘、补益肺脾肾、疏肝解郁等作用的药物才能取得满意疗效。服药期间应饮食有节，起居有常，忌烟、酒及辛辣、生冷、油腻食物，并且不宜同时服用滋补性中药，以免影响药效。嘱患者若服药 3 天以上病情未见缓解，当及时就诊，进一步检查，以防止漏诊、漏治。药品贮藏宜得当，存于阴凉干燥处，药品性状发生改变时禁止服用。药品必须妥善保管，放在儿童不能接触的地方，以防发生意外。儿童若需用药，务请咨询医师，并在成人的监护下使用。关于具体药品的饮食禁忌、配伍禁忌、妊娠禁忌、证候禁忌、病证禁忌、特殊体质禁忌、特殊人群禁忌等，各药品内容中均有详细介绍，用药前务必仔细阅读。

附一

常用治疗慢性咳嗽的中成药药品介绍

（一）风邪犯肺证常用中成药品种

宣肺止嗽合剂

【处方】荆芥、前胡、桔梗、百部（蜜炙）、紫菀（蜜炙）、陈皮、鱼腥草、薄荷、罂粟壳（蜜炙）、甘草（蜜炙）。

【功能与主治】疏风宣肺，止咳化痰。用于咳嗽风邪犯肺证，症见咳嗽、咽痒、鼻塞流涕、恶寒发热、咯痰等。

【用法与用量】口服。一次20ml，一日3次。

【注意事项】

1. 忌烟、酒及辛辣、生冷、油腻食物。

2. 不宜在服药期间同时服用滋补性中药。

【规格】（1）每瓶装100ml，（2）每支装20ml。

【贮藏】密封。

咳喘宁颗粒

【处方】麻黄、紫菀、百部（蒸）、甘草、苦杏仁。

【功能与主治】止咳化痰。用于伤风咳嗽，急、慢性支气管炎。

【用法与用量】开水冲服。一次15g，一日3次。

【注意事项】

1. 忌食辛辣、油腻食物。

2. 本品适用于风寒咳嗽，表现为咳嗽声重，气急，咳痰稀薄色白，常伴鼻塞，头痛，肢体酸痛，恶寒发热。

3. 高血压、心脏病患者慎用。

【规格】每袋装15g（相当于总药材8.58g）。

【贮藏】密封。

镇咳宁糖浆（胶囊、口服液、颗粒）

【处方】盐酸麻黄碱、桔梗、甘草流浸膏、桑白皮。

【功能与主治】止咳，平喘，祛痰。用于风寒束肺所致的咳嗽、气喘、咯痰；支气管炎、支气管哮喘见上述证候者。

【用法与用量】

糖浆：口服。一次 5 ~ 10ml，一日 3 次。

胶囊：口服。一次 1 ~ 2 粒，一日 3 次。

口服液：口服。一次 10ml，一日 3 次。

颗粒剂：开水冲服。一次 2 ~ 4g，一日 3 次。

【注意事项】

1. 风热、痰热咳嗽者慎用。

2. 忌烟酒及生冷、油腻及辛辣刺激性食物。

3. 运动员慎用。

4. 冠心病心绞痛、甲状腺功能亢进患者慎用。

【规格】

糖浆：每瓶装 100ml。

胶囊：每粒装 0.35g。

口服液：每支装 10ml。

颗粒剂：每袋装 2g。

【贮藏】 密封。

【药理毒理】 本品有镇咳、平喘、祛痰、抗炎、抗菌的作用。

·**镇咳作用** 镇咳宁胶囊（颗粒）0.7g/kg 灌胃，能抑制枸橼酸引起的豚鼠咳嗽，减少咳嗽次数[1, 2]。镇咳宁口服液（糖浆）0.4、0.8g（生药）/kg 灌胃，对氨水引发的小鼠咳嗽和枸橼酸引发的豚鼠咳嗽均有抑制作用[2, 3]。

·**平喘作用** 镇咳宁糖浆 0.16g/kg 灌胃，连续 3 次，能延长豚鼠引喘潜伏期[2]。镇咳宁口服液（糖浆）0.4、0.8g（生药）/kg 灌胃，均能延长组胺和乙酰胆碱诱发豚鼠引喘潜伏期[3]。

·**祛痰作用** 镇咳宁胶囊（颗粒）0.7g/kg 灌胃，能增加小鼠气道酚红排泌量。镇咳宁糖浆能增加大鼠给药后 2 小时内的痰液分泌量[2]。镇咳宁口服液（糖浆）0.4、0.8g（生药）/kg 灌胃，也能提高小鼠气管酚红排泌量。

·**抗炎作用** 镇咳宁胶囊（颗粒）0.7g/kg 灌胃，给药 3 天，能抑制角叉菜胶引起的大鼠胸腔炎性渗出和白细胞趋化[1]。镇咳宁糖浆 0.27g/kg 灌胃 3 天，亦能抑制二甲苯所致小鼠耳郭肿胀率[2]。

·**抗菌作用** 镇咳宁胶囊对金黄色葡萄球菌、肺炎克雷伯菌感染小鼠具有保护作用，镇咳宁糖浆对金黄色葡萄球菌、白色葡萄球菌、卡他奈瑟菌、甲型链球菌、乙型链球菌均有一定的抑制作用[2]。

·**毒理** 镇咳宁糖浆小鼠灌胃的 LD50 为 48.37g（生药）/kg[2]。镇咳宁口服液小鼠灌胃最大耐受量为 20g/kg（相当于临床人日服量的 260 倍）[3]。

【参考文献】

[1] 谢强敏，唐法娣，王砚，等．镇咳宁胶囊的镇咳作用及机制研究 [J]．中药药理与临床，1998，14（4）：39．

[2] 赵金明，李中平，张艳玲，等．镇咳宁糖浆的药理研究 [J]．中医药研究，1999，（1）：39．

[3] 镇咳宁口服液新药申报资料．

（二）痰浊蕴肺证常用中成药品种

橘红痰咳颗粒（液、煎膏）

【处方】化橘红、苦杏仁、百部（蜜炙）、水半夏（制）、白前、茯苓、五味子、甘草。

【功能与主治】理气祛痰，润肺止咳。用于感冒、支气管炎、咽喉炎引起的痰多咳嗽，气喘。

【用法与用量】

颗粒剂：开水冲服。一次 10 ~ 20g，一日 3 次。

口服液：口服。一次 10 ~ 20ml，一日 3 次。

煎膏剂：口服。一次 10 ~ 20g，一日 3 次；小儿减半。

【注意事项】

1. 服药期间饮食宜清淡，忌食生冷、辛辣、油腻食物，忌烟酒。

2. 本品适用于痰湿咳嗽，其表现为咳嗽反复发作，咳声重浊，痰多，色白或带灰色，阴虚燥咳慎用。

【规格】

颗粒剂：每袋装 10g。

口服液：每支装 10ml。

煎膏剂：每瓶装（1）100g，（2）180g，（3）200g，（4）250g。

【贮藏】密封，置阴凉处。

二陈丸

【处方】陈皮、半夏（制）、茯苓、甘草。

【功能与主治】燥湿化痰，理气和胃。用于痰湿停滞导致的咳嗽痰多，胸脘胀闷，恶心呕吐。

【用法与用量】口服。一次 9 ~ 15g，一日 2 次。

【注意事项】

1. 忌烟、酒及辛辣、生冷、油腻食物。

2．不宜在服药期间同时服用滋补性中药。

3．肺阴虚所致的燥咳不适用。

【规格】水丸，每袋装 6g（每 100 粒重 6g）。

【贮藏】密闭，防潮。

蛇胆陈皮散（片、胶囊）

【处方】蛇胆汁、陈皮（蒸）。

【功能与主治】理气化痰，祛风和胃。用于痰浊阻肺，胃失和降，咳嗽，呕逆。

【用法与用量】

散剂：口服。一次 0.3～0.6g，一日 2～3 次。

片剂：口服。一次 2～4 片，一日 3 次。

胶囊：口服。一次 1～2 粒，一日 2～3 次。

【注意事项】

1．忌烟、酒及辛辣、生冷、油腻食物。

2．不宜在服药期间同时服用滋补性中药。

3．支气管扩张、肺脓疡、肺心病、肺结核患者出现咳嗽时应去医院就诊。

4．有高血压、心脏病、肝病、糖尿病、肾病等慢性病严重者应在医师指导下服用。

【规格】

散剂：每瓶装（1）0.3g，（2）0.6g。

片剂：薄膜衣片，每片重 0.4g。

胶囊：每粒装（1）0.3g，（2）含蛇胆汁 49mg、陈皮（蒸）295mg。

【贮藏】密封。

【药理毒理】蛇胆陈皮胶囊有祛痰作用。

· **祛痰作用** 本品 0.23 ～ 2.10g/kg 灌胃给药，可增加小鼠气管酚红排泌量和大鼠痰液分泌量[1]。

· **其他作用** 本品 0.17 ～ 1.50g/kg 灌胃给药，对小鼠肠推进运动有促进作用[1]。

· **毒理** 急性毒性试验结果显示大鼠对本品的最大耐受量为 4g/kg，小鼠的最大耐受量为 8g/kg[1]。

【参考文献】

[1] 陈国祥，杨解人，丁伯平，等. 蛇胆陈皮胶囊的药效学及毒性研究 [J]. 中成药，2000，22（11）：810.

痰咳净片（散）

【处方】桔梗、苦杏仁、远志、五倍子、冰片、甘草、咖啡因。

【功能与主治】通窍顺气，消炎镇咳，促进排痰。用于急、慢性支气管炎，胸闷，咽喉炎，肺气肿等引起的咳嗽痰多，气促，气喘等症。

【用法与用量】

片剂：含服。一次 1 片，一日 3 ～ 6 次；儿童用量酌减。

散剂：含服。一次 0.2g（一小药匙），一日 3 ～ 6 次。

【注意事项】

1. 忌烟、酒及辛辣、生冷、油腻食物。

2. 本品为口含制剂，不宜吞服，糖尿病及脾胃虚寒泄泻者慎服。

3．不宜在服药期间同时服用滋补性中药。

【规格】

片剂：每片重 0.2g（含咖啡因 20mg）。

散剂：每盒装 6g（每 1g 含咖啡因 100mg）。

【贮藏】密封。

止咳片

【处方】百部、前胡、苦杏仁。

【功能与主治】润肺定喘，祛痰止咳。用于咳嗽，痰多，气喘，小儿百日咳，急、慢性气管炎。

【用法与用量】口服。一次 6～8 片，一日 3 次；小儿酌减。

【注意事项】

1．忌食辛辣、油腻食物。

2．支气管扩张、肺脓疡、肺心病、肺结核患者应在医师指导下服用。

3．服用 1 周病证无改善，应停止服用，去医院就诊。

4．服药期间，若患者出现高热，体温超过 38℃，或出现喘促气急者，或咳嗽加重，痰量明显增多者应到医院就诊。

5．对本品过敏者禁用，过敏体质者慎用。

【规格】每片重 0.3g。

【贮藏】密封。

咳喘顺丸

【处方】紫苏子、瓜蒌仁、茯苓、鱼腥草、苦杏仁、款冬花、半夏（制）、桑白皮、前胡、紫菀、陈皮、甘草。

【功能与主治】宣肺化痰，止咳平喘。用于痰浊壅肺、肺气失宣所致的咳嗽，气喘，痰多，胸闷；慢性支气管炎、支气管哮喘、肺气肿见上述证候者。

【用法与用量】口服。一次 5g，一日 3 次，7 天为一个疗程。

【注意事项】

1．忌烟、酒及辛辣、生冷、油腻食物。

2．服药期间忌服滋补性中药。

3．气虚久嗽者慎用。

4．服药 3 天症状无缓解，应去医院就诊。

5．对本品过敏者禁用，过敏体质者慎用。

6．本品性状发生改变时禁止使用。

【规格】每 1g 相当于饮片 1.5g。

【贮藏】密封。

复方川贝精胶囊（片）

【处方】麻黄浸膏、川贝母、陈皮、桔梗、五味子、甘草浸膏、法半夏、远志。

【功能与主治】宣肺化痰，止咳平喘。用于风寒咳嗽，痰喘引起的咳嗽气喘，胸闷，痰多；急、慢性支气管炎见上述证候者。

【用法与用量】

胶囊：口服。一次 2～3 粒，一日 3 次；小儿酌减。

片剂：口服。一次 3～6 片，一日 3 次；小儿酌减。

【注意事项】

1．忌烟、酒及辛辣、生冷、油腻食物。

2．不宜在服药期间同时服用滋补性中药。

【规格】

胶囊：每粒装 0.4g。

片剂：基片重 0.25g。

【贮藏】 密封。

止咳丸

【处方】 川贝母、罂粟壳、防风、桔梗、葶苈子、紫苏子、法半夏（砂炒）、麻黄、白前、前胡、紫苏叶、厚朴（姜炙）、白果、桑叶、黄芩（酒炙）、硼砂、南沙参、薄荷、陈皮、枳壳（麸炒）、茯苓、甘草。

【功能与主治】 降气化痰，止咳定喘。用于风寒入肺，肺气不宣引起的咳嗽痰多，喘促胸闷，周身酸痛或久咳不止，以及老年急、慢性支气管炎。

【用法与用量】 口服。一次 6 丸，一日 2 次。

【注意事项】

1．忌烟、酒及辛辣、生冷、油腻食物。

2．不宜在服药期间同时服用滋补性中药。

3．有支气管扩张、肺脓疡、肺心病、肺结核患者出现咳嗽时应去医院就诊。

4．本品含麻黄，高血压、心脏病患者慎服。

5．本品不宜长期服用，用药 3 天症状无缓解，应去医院就诊。

【规格】 每 18 丸重 3g。

【贮藏】 密封。

克咳胶囊（片）

【处方】 麻黄、罂粟壳、苦杏仁、石膏、莱菔子、桔梗、甘草。

【功能与主治】 止嗽，定喘，祛痰。用于咳嗽，喘急气短。

【用法与用量】

胶囊：口服。一次 3 粒，一日 2 次。

片剂：口服。一次 2 片，一日 2 次。

【注意事项】

1. 忌烟、酒及辛辣、生冷、油腻食物。

2. 不宜在服药期间同时服用滋补性中药。

3. 支气管扩张、肺脓疡、肺心病、肺结核患者出现咳嗽时应去医院就诊。

4. 高血压、心脏病患者慎服。

5. 本品不宜长期服用，服药 3 天症状无缓解，应去医院就诊。

【规格】

胶囊：每粒装 0.3g。

片剂：每片重 0.54g。

【贮藏】 密封。

枇杷止咳颗粒（胶囊）

【处方】 枇杷叶、罂粟壳、百部、白前、桑白皮、桔梗、薄荷脑。

【功能与主治】 止嗽化痰。用于咳嗽及支气管炎。

【用法与用量】

颗粒剂：开水冲服。一次 3g，一日 3 次；小儿酌减。

胶囊：口服。一次 2 粒，一日 3 次；小儿酌减。

【禁忌】 儿童、孕妇及哺乳期妇女禁用；糖尿病患者禁服。

【注意事项】

1. 忌烟、酒及辛辣、生冷、油腻食物。

2. 不宜在服药期间同时服用滋补性中药。

3. 支气管扩张、肺脓疡、肺心病、肺结核患者出现咳嗽时应去医院就诊。

【规格】

颗粒剂：每袋装（1）3g，（2）5g。

胶囊：每粒装 0.25g。

【贮藏】 密封，置干燥处。

【药理毒理】 本品有止咳、祛痰、抗炎等作用。

· **止咳作用** 本品 1.17、2.34g/kg 灌胃给药，能延长氨水诱发小鼠咳嗽的潜伏期，减少咳嗽次数[1]；本品 1.851、3.702g/kg 灌胃给药，能延长 SO_2 诱发小鼠咳嗽潜伏期，减少咳嗽次数[2]。

· **祛痰作用** 本品 0.82、1.62g/kg 灌胃给药，能增加毛细玻管法大鼠痰液分泌量；本品 0.926g、3.702g/kg 灌胃给药能促进小鼠气管段酚红排泌量；本品 2.31%、4.63% 和 9.26% 灌胃给药能增强青蛙口腔黏膜纤毛运动，促进排痰[1, 2]。

· **抗炎作用** 本品 1.17g/kg 和 2.34g/kg 对二甲苯所致小鼠耳郭肿胀的抑制率分别为 45% 和 58%[1]。

· **抑菌作用** 本品体外 1.0 ~ 0.25g/ml 对金黄色葡萄球菌、卡他奈瑟菌和甲、乙型溶血链球菌的生长有抑制作用[1]。

【参考文献】

[1] 张艳玲，李中平，赵金明. 枇杷止咳冲剂的药理实验研究[J]. 长春中医学院学报，1999，15（77）：52.

[2] 黄桂英，廖雪珍. 枇杷止咳冲剂与功效有关的药效研究 [J]. 中国实验方剂学杂志，1999，5（5）：43.

固本咳喘胶囊（片）

【处方】 党参、白术（麸炒）、茯苓、麦冬、甘草（炙）、五味子（醋制）、补骨脂（盐水炒）。

【功能与主治】 益气固表，健脾补肾。用于脾虚痰盛，肾气不固所致的咳嗽，痰多，喘息气促，动则喘剧；慢性支气管炎、肺气肿、支气管哮喘见上述证候者。

【用法与用量】

胶囊：口服。一次3粒，一日3次。

片剂：口服。一次3片，一日3次。

【注意事项】

1．忌不易消化食物。

2．感冒发热患者不宜服用。

3．有高血压、心脏病、肝病、糖尿病、肾病等慢性病严重者应在医师指导下服用。

4．儿童、孕妇、哺乳期妇女应在医师指导下服用。

5．支气管扩张、肺脓疡、肺心病、肺结核患者出现咳嗽时应去医院就诊。

6．本品仅用于慢性支气管炎缓解期，发作期不宜服用。

7．服药期间，若患者体温超过38.5℃，或出现喘促气急，或咳嗽加重、痰量明显增多应去医院就诊。

8．服药4周症状无缓解，应去医院就诊。

【规格】

胶囊：每粒装0.4g。

片剂：每片重0.4g。

【贮藏】密封。

苏子降气丸

【处方】紫苏子（炒）、厚朴、前胡、甘草、姜半夏、陈皮、沉香、当归。

【功能与主治】降气化痰，温肾纳气。用于气逆痰壅，咳嗽喘息，胸膈痞塞。

【用法与用量】口服。一次6g，一日1～2次。

【禁忌】孕妇慎服，外感痰热咳喘者忌服。

【注意事项】

1. 忌烟、酒及辛辣食物。

2. 阴虚燥咳者忌服，其表现为干咳少痰、咽干咽痛、口干舌燥，舌红无苔。

【规格】每13粒重1g。

【贮藏】密闭，防潮。

【药理毒理】本品有镇咳、平喘作用。

·镇咳作用 苏子降气汤水煎醇沉液可延长枸橼酸钠液引起的豚鼠咳嗽潜伏期，减少咳嗽次数；50g/kg灌服，可延长SO_2引起的小鼠咳嗽潜伏期[1]。

·平喘作用 苏子降气汤灌服，可延长组胺引起的豚鼠引喘潜伏期，松弛磷酸组胺引起痉挛的豚鼠离体气管[1]。

【参考文献】

[1] 胡国胜，黄先菊，赵长瑶. 苏子降气汤的镇咳平喘作用 [J]. 湖北省卫生职工医学院学报，1999，（2）：1.

祛痰止咳颗粒（胶囊）

【处方】 党参、水半夏、芫花（醋制）、甘遂（醋制）、紫花杜鹃、明矾。

【功能与主治】 健脾燥湿，祛痰止咳。主要用于慢性支气管炎及支气管炎合并肺气肿、肺心病所引起的痰多，咳嗽，喘息等症。

【用法与用量】

颗粒剂：温开水冲服。一次12g，一日2次；小儿酌减。

胶囊：口服。一次6粒，一日2次；小儿酌减。

【注意事项】

1．忌食辛辣、生冷、油腻食物。

2．婴儿应在医师指导下服用。

3．有高血压、心脏病等疾患者均应慎用。

4．孕妇慎用，脾虚易腹泻者慎服。

5．本品为祛痰、止咳的中西药合剂，适用于小儿肺热咳嗽轻症。

6．严格按照用法用量服用，服药3天症状无缓解，应去医院就诊。

7．对本品过敏者禁用，过敏体质者慎用。

【规格】

颗粒剂：每袋装6g。

胶囊：每粒装（1）0.35g，（2）0.45g。

【贮藏】 密封。

（三）肝火犯肺证常用中成药品种

黛蛤散

【处方】青黛、蛤蚧。

【功能与主治】清肝利肺，降逆除烦。用于肝火犯肺所致的头晕耳鸣，咳嗽吐衄，痰多黄稠，咽膈不利，口渴心烦。

【用法与用量】口服。一次 6g，一日 1 次，随处方入煎剂。

【注意事项】寒证禁服。避恼怒，忌厚味。

【规格】每袋装 30g。

【贮藏】密闭，防潮。

【临床报道】应用黛蛤散加味门诊治疗肝火犯肺型咳嗽 27 例，显效（服后咳次大减，程度转轻，痰中血丝消失，夜间能安睡）25 例，占 92%；有效（咳次减少一半以上，程度减轻）1 例，占 4%；无效（咳次减少不足一半，程度未减）1 例，占 4%。总有效率占 96%[1]。

【参考文献】

[1] 姬爱云，尚书华，陈晓峰. 黛蛤散加味治疗 27 例高原地区肝火犯肺咳嗽的临床观察 [J]. 青海医药杂志，2007，37（11）：64.

清热八味胶囊（丸、散）

【处方】檀香、石膏、红花、苦地丁、瞿麦、胡黄连、麦冬、牛黄。

【功能与主治】清热解毒。用于脏腑热，肺热咳嗽，痰中带血，肝火胁痛。

【用法与用量】

胶囊：口服。一次 3 ~ 5 粒，一日 1 ~ 2 次，白糖水为引。

丸剂：口服。水丸一次 8 ~ 15 粒，一日 1 ~ 2 次。

散剂：口服。一次 1.5 ~ 3g，一日 1 ~ 2 次。

【注意事项】 脾胃虚寒者慎用。

【规格】

胶囊：每粒重 0.3g。

丸剂：水丸，每 10 丸重 2g。

散剂：每袋装 3g。

【贮藏】 密封。

逍遥丸（颗粒）

【处方】 柴胡、当归、白芍、炒白术、茯苓、炙甘草、薄荷、生姜。

【功能与主治】 疏肝健脾，养血调经。用于肝郁脾虚所致的郁闷不舒，胸胁胀痛，头晕目眩，食欲减退，月经不调。

【用法与用量】

丸剂：口服。规格（1）大蜜丸，一次 1 丸，一日 2 次；规格（2）、（3）水丸，一次 6 ~ 9g，一日 1 ~ 2 次；规格（4）浓缩丸，一次 8 丸，一日 3 次。

颗粒剂：开水冲服。规格（1）、（2）、（3）、（4）一次 1 袋，一日 2 次。

【注意事项】

1. 忌生冷及油腻难消化的食物。

2. 服药期间要保持情绪乐观，切忌生气恼怒。

3．有高血压、心脏病、肝病、糖尿病、肾病等慢性病严重者应在医师指导下服用。

4．平素月经正常，突然出现经量过多、经期延长，或月经过少、经期错后，或阴道不规则出血者应去医院就诊。

5．儿童、年老体弱、孕妇、哺乳期妇女及月经量多者应在医师指导下服用。

【规格】

丸剂：（1）每丸重9g，（2）每袋装6g，（3）每袋装9g，（4）每8丸相当于原生药3g。

颗粒剂：每袋装（1）4g，（2）5g，（3）6g，（4）15g。

【贮藏】密封。

丹栀逍遥丸

【处方】牡丹皮、栀子（炒焦）、柴胡（酒制）、白芍（酒炒）、当归、茯苓、白术（土炒）、薄荷、甘草（蜜炙）。

【功能与主治】舒肝解郁，清热调经。用于肝郁化火，胸胁胀痛，烦闷急躁，颊赤口干，食欲不振或有潮热，以及妇女月经先期，经行不畅，乳房与少腹胀痛。

【用法与用量】口服。一次6～9g，一日2次。

【注意事项】

1．少吃生冷及油腻难消化的食品。

2．服药期间要保持情绪乐观，切忌生气恼怒。

3．服药1周后，症状未见缓解，或症状加重者，应及时到医院就诊。

4．孕妇慎用。

【规格】水丸，每袋装 6g。

【贮藏】密封。

清肺抑火丸（片、膏、胶囊）

【处方】黄芩、栀子、黄柏、浙贝母、桔梗、前胡、苦参、知母、天花粉、大黄。

【功能与主治】清肺止咳，化痰通便。用于痰热阻肺所致的咳嗽、痰黄稠黏、口干咽痛、大便干燥。

【用法与用量】

丸剂：口服。水丸一次 6g，大蜜丸一次 1 丸，一日 2～3 次。

片剂：口服。一次 4 片，一日 2 次。

膏剂：口服。一次 5g，一日 2 次。

胶囊：口服。一次 4 粒，一日 2 次。

【禁忌】孕妇忌服，风寒咳嗽及脾胃虚寒者忌服。

【注意事项】

1．忌烟、酒及辛辣、生冷、油腻食物。

2．不宜在服药期间同时服用滋补性中药。

3．风寒咳嗽者不适用。

【规格】

丸剂：水丸，每袋装 6g（每 100 粒重 6g）；大蜜丸，每丸重 9g。

片剂：每片重 0.6g。

膏剂：每瓶装（1）30g，（2）60g，（3）120g。

胶囊：每粒重 0.5g。

【贮藏】密封，置阴凉干燥处。

清肺消炎丸

【处方】麻黄、石膏、地龙、牛蒡子、葶苈子、人工牛黄、苦杏仁（炒）、羚羊角。

【功能与主治】清肺化痰，止咳平喘。用于痰热阻肺，咳嗽气喘，胸胁胀痛，吐痰黄稠；上呼吸道感染、急性支气管炎、慢性支气管炎急性发作及肺部感染见上述证候者。

【用法与用量】口服。周岁以内小儿一次 10 丸，1～3 岁一次 20 丸，3～6 岁一次 30 丸，6～12 岁一次 40 丸，12 岁以上及成人一次 60 丸，一日 3 次。

【注意事项】

1．少吃生冷及油腻难消化的食品。

2．服药期间要保持情绪乐观，切忌生气恼怒。

3．服药 1 周后，症状未见缓解，或症状加重者，应及时到医院就诊。

4．孕妇慎用。

【规格】水蜜丸，每 60 丸重 8g。

【贮藏】密封。

（四）肺阴亏虚证常用中成药品种

养阴清肺丸（膏、颗粒）

【处方】地黄、麦冬、玄参、川贝母、白芍、牡丹皮、薄荷、甘草。

【功能与主治】养阴润燥，清肺利咽。用于阴虚肺燥，咽喉干痛，干咳少痰或痰中带血。

【用法与用量】

丸剂：口服。规格（1）大蜜丸，一次1丸；规格（2）水蜜丸，一次6g，一日2次。

煎膏剂：口服。一次10～20ml，一日2～3次。

颗粒剂：口服。规格（1）、（2）一次1袋，一日2次。

【注意事项】

1. 忌烟、酒及辛辣、生冷、油腻食物。

2. 支气管扩张、肺脓疡、肺心病、肺结核患者出现咳嗽时应去医院就诊。

3. 有高血压、心脏病、肝病、糖尿病、肾病等慢性病严重者应在医师指导下服用。

4. 儿童、哺乳期妇女、年老体弱者应在医师指导下服用。孕妇忌服。

5. 服药期间，若患者体温超过38.5℃，或出现喘促气急者，或咳嗽加重、痰量明显增多者应去医院就诊。

【规格】

丸剂：（1）每丸重9g，（2）每100粒重10g。

煎膏剂：每瓶装（1）50g，（2）150g，（3）80ml，（4）100ml。

颗粒剂：每袋装（1）6g，（2）15g。

【贮藏】 密封，置阴凉处。

【药理毒理】 本品有镇咳、祛痰、抗炎等作用。

• **镇咳作用** 养阴清肺汤12.4、24.8g/kg灌服，可减少氨水引起的小鼠咳嗽次数[1]；养阴清肺糖浆1.68、3.36、6.72g（生药）/kg灌服，可延长氨水或SO_2引起的小鼠咳嗽潜伏期，减少咳嗽次数[2, 3]。

· **祛痰作用** 养阴清肺汤 12.4、24.8g/kg 灌服，可增加小鼠呼吸道排泌酚红[1]；养阴清肺糖浆 1.68、3.36、6.72g（生药）/kg 灌服，可增加小鼠呼吸道排泌酚红[2, 3]；养阴清肺糖浆 1.16、2.32、4.65g/kg 灌服，可增加大鼠呼吸道分泌痰液量[2, 3]。

· **抗炎作用** 养阴清肺汤 12.4、24.8g/kg 灌服，均可抑制二甲苯引起的小鼠耳肿胀[1]。

· **增强免疫功能** 养阴清肺糖浆 1.68、3.36、6.72g（生药）/kg 灌服，能提高环磷酰胺引起的免疫功能低下小鼠血清溶血素抗体生成的能力；养阴清肺糖浆 3.36、6.72g（生药）/kg 灌服，可提高氢化可的松引起免疫功能低下小鼠对碳粒的廓清指数[4]。

· **毒理** 养阴清肺口服液灌服，一日 2 次，连续观察 7 天，小鼠最大给药量为 135g（生药）/kg（相当于临床用量的 778 倍），未见明显异常。养阴清肺口服液 10、2.5g/kg 灌服，连续 28 天，给药期间及停药 2 周后大鼠一般行为观察、血液学指标、血液生化指标、重要脏器病理组织学检查均未见明显病理变化[5]。

【参考文献】

[1] 赵子凯，李丽芬，石扣兰，等. 养阴清肺汤镇咳、祛痰、抗炎作用的药理研究 [J]. 中医药研究，1998，14（3）：28.

[2] 李沛波，郭建生，朱克俭，等. 养阴清肺糖浆镇咳、祛痰作用的实验研究 [J]. 湖南中医药导报，2000，6（12）：30.

[3] 陈智渊，左之文，李佩波，等. 养阴清肺糖浆镇咳、化痰试验研究 [J]. 中国乡村医药杂志，2001，8（9）：26.

[4] 李沛波，郭建生，朱克俭. 养阴清肺糖浆对免疫低下小鼠免疫功能的影响 [J]. 湖南中医学院学报，2001，21（2）：16.

[5] 艾民，穆欣，韩向东，等. 养阴清肺口服液毒理学研究 [J].

中医药信息，2001，18（3）：64.

蜜炼川贝枇杷膏

【处方】川贝母、枇杷叶、桔梗、陈皮、水半夏、北沙参、五味子、款冬花、杏仁水、薄荷脑。

【功能与主治】清热润肺，止咳平喘，理气化痰。适用于肺燥之咳嗽，痰多，胸闷，咽喉痛痒，声音沙哑。

【用法与用量】口服。规格（1）一次15ml，规格（2）、（3）一次22g，一日3次。

【注意事项】

1．宜清淡饮食，忌食辛辣、油腻食物。

2．本品适用于肺燥咳嗽，表现为干咳，咽喉疼痛，鼻唇干燥，痰少而质黏，不易咯出。

3．支气管扩张、肺脓疡、肺心病、肺结核、糖尿病患者应在医师指导下服用。

4．服用1周病症无改善，应停止服用，去医院就诊。

5．服药期间，若患者出现高热，体温超过38℃，或出现喘促气急，或咳嗽加重，痰量明显增多应到医院就诊。

6．外感风寒咳嗽者慎用。

【规格】每瓶装（1）100ml，（2）138g，（3）110g。

【贮藏】密封。

枇杷叶膏

【处方】枇杷叶。

【功能与主治】清肺润燥，止咳化痰。用于肺热燥咳，痰少咽干。

【用法与用量】口服。一次 9 ~ 15g，一日 2 次。

【注意事项】

1. 忌烟、酒及辛辣、生冷、油腻食物。

2. 风寒咳嗽者不适用。

3. 支气管扩张、肺脓疡、肺心病、肺结核患者出现咳嗽时应去医院就诊。

4. 糖尿病患者及有高血压、心脏病、肝病、肾病等慢性病严重者应在医师指导下服用。

5. 儿童、孕妇、哺乳期妇女、年老体弱者应在医师指导下服用。

6. 服药期间，若患者发热体温超过 38.5℃，或出现喘促气急，或咳嗽加重、痰量明显增多应去医院就诊。

7. 服药 7 天症状无缓解，应去医院就诊。

【规格】每瓶装 150g。

【贮藏】密封，置阴凉处。

润肺膏

【处方】莱阳梨清膏、党参、百部（蜜炙）、黄芪（蜜炙）、紫菀（蜜炙）、川贝母。

【功能与主治】润肺益气，止咳化痰。用于肺虚气弱，胸闷不畅，久咳痰嗽，气喘自汗，慢性气管炎等症。

【用法与用量】口服或开水冲服。一次 15g，一日 2 次。

【注意事项】

1. 忌烟、酒及辛辣、生冷、油腻食物。

2．风寒咳嗽者不适用。

3．支气管扩张、肺脓疡、肺心病、肺结核患者出现咳嗽时，应去医院就诊。

4．糖尿病患者及有高血压、心脏病、肝病、肾病等慢性病严重者应在医师指导下服用。

5．儿童、孕妇、哺乳期妇女、年老体弱者应在医师指导下服用。

6．服药期间，若患者体温超过38.5℃，或出现喘促气急，或咳嗽加重、痰量明显增多应去医院就诊。

7．服药7天症状无缓解，应去医院就诊。

【规格】煎膏剂，每瓶装250g。

【贮藏】密封，置阴凉干燥处。

强力枇杷露

【处方】枇杷叶、罂粟壳、百部、白前、桑白皮、桔梗、薄荷脑。

【功能与主治】养阴敛肺，镇咳祛痰。用于久咳劳嗽，支气管炎等。

【用法与用量】口服。一次15ml，一日3次；小儿酌减。

【注意事项】

1．忌烟、酒及辛辣、生冷、油腻食物。

2．不宜在服药期间同时服用滋补性中药。

3．支气管扩张、肺脓疡、肺心病、肺结核患者出现咳嗽时应去医院就诊。

4．本品不宜长期服用，服药3天症状无缓解，应去医院就诊。

【规格】每瓶装 100ml、150ml（无糖型）、250ml（无糖型）、330ml（无糖型）。

【贮藏】密封，置阴凉处。

百合固金丸（颗粒、片）

【处方】百合、地黄、熟地黄、麦冬、玄参、川贝母、当归、白芍、桔梗、甘草。

【功能与主治】养阴润肺，化痰止咳。用于肺肾阴虚，燥咳少痰，痰中带血，咽干喉痛。

【用法与用量】

丸剂：口服。水蜜丸一次 6g，一日 2 次；大蜜丸一次 1 丸，一日 2 次；浓缩丸一次 8 丸，一日 3 次。

颗粒剂：口服。一次 1 袋，一日 3 次。

片剂：口服。一次 5 片，一日 3 次。

【注意事项】

1. 忌烟、酒及辛辣、生冷、油腻食物。

2. 支气管扩张、肺脓疡、肺心病、肺结核患者出现咳嗽时应去医院就诊。

3. 有高血压、心脏病、肝病、糖尿病、肾病等慢性病严重者应在医师指导下服用。

【规格】

丸剂：水蜜丸，每袋装 6g；大蜜丸，每丸重 9g；浓缩丸，每8 丸相当于原生药 3g。

颗粒剂：每袋装 9g。

片剂：每片重 0.4g。

【贮藏】密封。

【临床报道】有研究观察百合固金汤治疗肺阴虚咳嗽的疗效，治疗组 43 例，治愈 53.5%，好转 32.5%，总有效率 86.0%，对照组 38 例患者治愈 39.5%，好转 31.6%，未愈 28.9%[1]；另有报道用百合固金汤加味治疗慢性支气管炎 30 例，基本治愈 15 例，好转 8 例，有效 6 例，无效 1 例，有效率达 96.7%[2]。

【参考文献】

[1] 罗森 . 百合固金汤治疗肺阴虚咳嗽 43 例临床观察 [J]. 医学信息，2010，23（8）：163.

[2] 高淑英 . 百合固金汤加味效验慢性支气管炎 30 例 [J]. 中国中医基础医学杂志，2006，12（7）：560.

（五）肺阳亏虚证常用中成药品种

苓桂咳喘宁胶囊

【处方】茯苓、法半夏、桂枝、陈皮、龙骨、牡蛎、白术（麸炒）、甘草（蜜炙）、苦杏仁、桔梗、生姜、大枣。

【功能与主治】温肺化饮，止咳平喘。主治外感风寒，痰湿阻肺，症见咳嗽痰多，喘息胸闷气短等。适用于急、慢性支气管炎见上述证候者。

【用法与用量】口服。一次 5 粒，一日 3 次。10 天为一疗程。

【注意事项】

1. 忌食辛辣、油腻食物。

2. 本品适用于风寒咳嗽，其表现为咳嗽声重，气急，咳痰稀薄色白，常伴鼻塞，流清涕。

【禁忌】咽喉肿痛，五心烦热者禁用。

【规格】每粒装 0.34g。

【贮藏】密封。

【药理毒理】本品有一定止咳、祛痰、平喘、抗菌、抗炎等作用。

· **止咳祛痰** 本品能减少小鼠咳嗽次数，并有祛痰作用[1]。

· **平喘作用** 本品对组胺引起哮喘有一定的抑制作用[1]。

· **抗菌作用** 体外试验表明本品对金黄色葡萄球菌、溶血性链球菌、肺炎双球菌、铜绿假单胞菌、福氏痢疾杆菌、假结核杆菌有不同程度的抑制作用；体内试验表明本品对金黄色葡萄球菌、溶血性链球菌、肺炎双球菌引起的感染有一定的治疗作用[1]。

【参考文献】

[1] 苓桂咳喘宁胶囊新药申报资料.

桂龙咳喘宁胶囊（片、颗粒）

【处方】桂枝、龙骨、白芍、生姜、大枣、炙甘草、牡蛎、黄连、法半夏、瓜蒌皮、炒苦杏仁。

【功能与主治】止咳化痰，降气平喘。用于外感风寒、痰湿阻肺引起的咳嗽、气喘、痰涎壅盛；急、慢性支气管炎见上述证候者。

【用法与用量】

胶囊：口服。规格（1）一次5粒，规格（2）一次3粒，一日3次。

片剂：口服。一次 4 片，一日 3 次。

颗粒剂：开水冲服。一次 6g，一日 3 次。

【注意事项】 服药期间忌烟、酒、猪肉及生冷食物。

【规格】

胶囊：每粒装（1）0.3g（相当于饮片 1g），（2）0.5g（相当于饮片 1.67g）。

片剂：薄膜衣片，每片重（1）0.33g，（2）0.34g，（3）0.54g，（4）0.41g。

颗粒剂：每袋装 6g。

【贮藏】 密封。

【药理毒理】 本品有一定镇咳、祛痰、平喘、抗炎作用。

·**镇咳作用** 本品 0.9g/kg 灌胃给药，能延长氨水所致小鼠及枸橼酸所致豚鼠咳嗽的潜伏期，减少咳嗽次数[1]。

·**祛痰作用** 本品 0.0375g/kg 灌胃给药 7 天或 0.9g/kg 灌胃给药 3 天，能增加小鼠气管酚红排泌量[1]。

·**平喘作用** 豚鼠离体气管法和肺溢流法试验表明本品尚能缓解抗组胺引起的气管平滑肌痉挛[2]。本品 0.9g/kg 灌胃给药 21 天，能改善由烟熏法所致慢性支气管炎大鼠支气管和肺组织的损伤程度[3]。

·**抗炎作用** 本品 0.8、0.9g/kg 灌胃给药 21 天，对慢性支气管炎模型大鼠能降低血清、肺组织及肺泡灌洗液中 TNF、IL-1、IL-8、血栓素 B_2 和 6- 酮 - 前列腺素 $F_{1\alpha}$[4-6]。

【临床报道】 有研究对应用桂龙咳喘宁胶囊口服治疗支气管哮喘的 96 例患者进行了为期 2 年的临床观察，57 例（59.38%）显效，28 例（29.17%）有效，效果明显[7]。另有报道应用桂龙咳喘宁胶囊治疗支气管哮喘患者 180 例，痊愈 59 例（32.78%），显效 61 例（33.89%），有效 55 例（30.56%）[8]。

【参考文献】

[1] 杨牧祥，方朝义，王鑫国，等. 咳喘宁胶囊药效学实验研究 [J]. 河北中医，2002，24（1）：76.

[2] 赵小寅，樊莹，金芳，等. 时辰给药对豚鼠哮喘发作的影响 [J]. 中国中医急症，2000，9（6）：277.

[3] 杨牧祥，方朝义，李英敏，等. 咳喘宁胶囊对慢性支气管炎大鼠支气管及肺组织病理形态学的影响 [J]. 河北中医药学报，2002，17（1）：1.

[4] 杨牧祥，方朝义，朱孝轩，等. 咳喘宁胶囊对慢性支气管炎大鼠血清、肺组织及支气管肺泡灌洗液 IL-8 含量的影响 [J]. 中国全科医学，2001，4（12）：957.

[5] 方朝义，杨牧祥，曹刚，等. 咳喘宁胶囊对慢性支气管炎大鼠血清、肺组织及支气管肺泡灌洗液 TNF 和 IL-1β 含量的影响 [J]. 新中医，2002，34（2）：74.

[6] 方朝义，杨牧祥，曹刚，等. 咳喘宁胶囊对慢性支气管炎大鼠血浆、肺组织及支气管肺泡灌洗液中血栓素 B_2 和 6- 酮 - 前列腺素 $F_{1\alpha}$ 含量的影响 [J]. 中国中医药学报，2002，17（1）：23.

[7] 陈其章. 桂龙咳喘宁治疗支气管哮喘 96 例疗效观察 [J]. 甘肃中医学院学报，2001，18（2）：31.

[8] 周志荣. 桂龙咳喘宁治疗支气管哮喘 180 例疗效观察 [J]. 浙江中医杂志，1997，32（10）：480.

附二

治疗慢性咳嗽的常用中成药简表

证型	药物名称	功能	主治病证	用法用量	备注
风邪犯肺证	宣肺止嗽合剂	疏风宣肺，止咳化痰。	用于咳嗽风邪犯肺证，症见咳嗽、咽痒、鼻塞流涕、恶寒发热、咯痰等。	口服。一次20ml，一日3次。	医保
	咳喘宁颗粒	止咳化痰。	用于伤风咳嗽，急、慢性支气管炎。	开水冲服。一次15g，一日3次。	医保
	镇咳宁糖浆（胶囊、口服液、颗粒）	止咳，平喘，祛痰。	用于风寒束肺所致的咳嗽，气喘，咯痰；支气管炎、支气管哮喘见上述证候者。	糖浆：口服。一次5～10ml，一日3次。胶囊：口服。一次1～2粒，一日3次。口服液：口服。一次10ml，一日3次。颗粒剂：开水冲服。一次2～4g，一日3次。	糖浆：医保 胶囊：药典，医保 口服液：医保 颗粒剂：医保
痰浊蕴肺证	橘红痰咳颗粒（液、煎膏）	理气祛痰，润肺止咳。	用于感冒、支气管炎、咽喉炎引起的痰多咳嗽，气喘。	颗粒剂：开水冲服。一次10～20g，一日3次。口服液：口服。一次10～20ml，一日3次。煎膏剂：口服。一次10～20g，一日3次；小儿减半。	颗粒剂：医保 口服液：药典，医保 煎膏剂：医保
	二陈丸	燥湿化痰，理气和胃。	用于痰湿停滞导致的咳嗽痰多，胸脘胀闷，恶心呕吐。	口服。一次9～15g，一日2次。	药典，医保
	蛇胆陈皮散（片、胶囊）	理气化痰，祛风和胃。	用于痰浊阻肺，胃失和降，咳嗽，呕逆。	散剂：口服。一次0.3～0.6g，一日2～3次。片剂：口服。一次2～4片，一日3次。胶囊：口服。一次1～2粒，一日2～3次。	散剂：药典，医保 片剂：药典，医保 胶囊：药典，医保

证型	药物名称	功能	主治病证	用法用量	备注
痰浊蕴肺证	痰咳净片（散）	通窍顺气，消炎镇咳，促进排痰。	用于急、慢性支气管炎，胸闷，咽喉炎，肺气肿等引起的咳嗽痰多，气促，气喘等症。	片剂：含服。一次1片，一日3～6次；儿童用量酌减。散剂：含服。一次0.2g（一小药匙），一日3～6次。	片剂：医保散剂：医保
	止咳片	润肺定喘，祛痰止咳。	用于咳嗽，痰多，气喘，小儿百日咳，急、慢性气管炎。	口服。一次6～8片，一日3次；小儿酌减。	医保
	咳喘顺丸	宣肺化痰，止咳平喘。	用于痰浊壅肺、肺气失宣所致的咳嗽，气喘，痰多，胸闷；慢性支气管炎、支气管哮喘、肺气肿见上述证候者。	口服。一次5g，一日3次，7天为一个疗程。	药典，医保
	复方川贝精胶囊（片）	宣肺化痰，止咳平喘。	用于风寒咳嗽，痰喘引起的咳嗽气喘，胸闷，痰多；急、慢性支气管炎见上述证候者。	胶囊：口服。一次2～3粒，一日3次；小儿酌减。片剂：口服。一次3～6片，一日3次；小儿酌减。	胶囊：医保片剂：药典，医保
	止咳丸	降气化痰，止咳定喘。	用于风寒入肺，肺气不宣引起的咳嗽痰多，喘促胸闷，周身酸痛或久咳不止，以及老年急、慢性支气管炎。	口服。一次6丸，一日2次。	医保
	克咳胶囊（片）	止嗽，定喘，祛痰。	用于咳嗽，喘急气短。	胶囊：口服。一次3粒，一日2次。片剂：口服。一次2片，一日2次。	胶囊：医保片剂：医保

证型	药物名称	功能	主治病证	用法用量	备注
痰浊蕴肺证	枇杷止咳颗粒（胶囊）	止嗽化痰。	用于咳嗽及支气管炎。	颗粒剂：开水冲服。一次3g，一日3次；小儿酌减。 胶囊：口服。一次2粒，一日3次；小儿酌减。	颗粒剂：药典，医保 胶囊：药典，医保
	固本咳喘胶囊（片）	益气固表，健脾补肾。	用于脾虚痰盛，肾气不固所致的咳嗽，痰多，喘息气促，动则喘剧；慢性支气管炎、肺气肿、支气管哮喘见上述证候者。	胶囊：口服。一次3粒，一日3次。 片剂：口服。一次3片，一日3次。	胶囊：医保 片剂：药典，医保
	苏子降气丸	降气化痰，温肾纳气。	用于气逆痰壅，咳嗽喘息，胸膈痞塞。	口服。一次6g，一日1～2次。	药典，医保
	祛痰止咳颗粒（胶囊）	健脾燥湿，祛痰止咳。	主要用于慢性支气管炎及支气管炎合并肺气肿、肺心病所引起的痰多，咳嗽，喘息等症。	颗粒剂：温开水冲服。一次12g，一日2次；小儿酌减。 胶囊：口服。一次6粒，一日2次；小儿酌减。	颗粒剂：医保 胶囊：医保
肝火犯肺证	黛蛤散	清肝利肺，降逆除烦。	用于肝火犯肺所致的头晕耳鸣，咳嗽吐衄，痰多黄稠，咽膈不利，口渴心烦。	口服。一次6g，一日1次，随处方入煎剂。	药典，医保
	清热八味胶囊（丸、散）	清热解毒。	用于脏腑热，肺热咳嗽，痰中带血，肝火胁痛。	胶囊：口服。一次3～5粒，一日1～2次，白糖水为引。 丸剂：口服。水丸一次8～15粒，一日1～2次。 散剂：口服。一次1.5～3g，一日1～2次。	胶囊：医保 丸剂：医保 散剂：医保

续表

证型	药物名称	功能	主治病证	用法用量	备注
肝火犯肺证	逍遥丸（颗粒）	疏肝健脾，养血调经。	用于肝郁脾虚所致的郁闷不舒，胸胁胀痛、头晕目眩，食欲减退，月经不调。	丸剂：口服。规格（1）大蜜丸，一次1丸，一日2次；规格（2）、（3）水丸，一次6～9g，一日1～2次；规格（4）浓缩丸，一次8丸，一日3次。颗粒剂：开水冲服。规格（1）、（2）、（3）、（4）一次1袋，一日2次。	丸剂：药典，基药，医保颗粒剂：药典，基药，医保
	丹栀逍遥丸	舒肝解郁，清热调经。	用于肝郁化火，胸胁胀痛，烦闷急躁，颊赤口干，食欲不振或有潮热，以及妇女月经先期，经行不畅，乳房与少腹胀痛。	口服。一次6～9g，一日2次。	丸剂：基药，医保
	清肺抑火丸（片、膏、胶囊）	清肺止咳，化痰通便。	用于痰热阻肺所致的咳嗽、痰黄稠黏、口干咽痛、大便干燥。	丸剂：口服。水丸一次6g，大蜜丸一次1丸，一日2～3次。片剂：口服。一次4片，一日2次。膏剂：口服。一次5g，一日2次。胶囊：口服。一次4粒，一日2次。	丸剂：药典，医保片剂：医保膏剂：医保胶囊：医保
	清肺消炎丸	清肺化痰，止咳平喘。	用于痰热阻肺，咳嗽气喘，胸胁胀痛，吐痰黄稠；上呼吸道感染、急性支气管炎、慢性支气管炎急性发作及肺部感染见上述证候者。	口服。周岁以内小儿一次10丸，1～3岁一次20丸，3～6岁一次30丸，6～12岁一次40丸，12岁以上及成人一次60丸，一日3次。	药典，医保

证型	药物名称	功 能	主治病证	用法用量	备注
肺阴亏虚证	养阴清肺丸（膏、颗粒）	养阴润燥，清肺利咽。	用于阴虚肺燥，咽喉干痛，干咳少痰或痰中带血。	丸剂：口服。规格（1）大蜜丸，一次1丸；规格（2）水蜜丸，一次6g，一日2次。煎膏剂：口服。一次10～20ml，一日2～3次。颗粒剂：口服。规格（1）、（2）一次1袋，一日2次。	丸剂：药典，基药，医保煎膏剂：药典，基药，医保颗粒剂：基药，医保
	蜜炼川贝枇杷膏	清热、润肺，止咳平喘，理气化痰。	适用于肺燥之咳嗽，痰多，胸闷，咽喉痛痒，声音沙哑。	口服。一次15ml，一日3次。	医保
	枇杷叶膏	清肺润燥，止咳化痰。	用于肺热燥咳，痰少咽干。	口服。一次9～15g，一日2次。	药典、医保
	润肺膏	润肺益气，止咳化痰。	用于肺虚气弱，胸闷不畅，久咳痰嗽，气喘自汗，慢性气管炎等症。	口服或开水冲服。一次15g，一日2次。	基药，医保
	强力枇杷露	养阴敛肺，镇咳祛痰。	用于久咳劳嗽，支气管炎等。	口服。一次15ml，一日3次；小儿酌减。	基药，医保
	百合固金丸（颗粒、片）	养阴润肺，化痰止咳。	用于肺肾阴虚，燥咳少痰，痰中带血，咽干喉痛。	丸剂：口服。水蜜丸一次6g，一日2次；大蜜丸一次1丸，一日2次；浓缩丸一次8丸，一日3次。颗粒剂：口服。一次1袋，一日3次。片剂：口服。一次5片，一日3次。	丸剂：药典，医保颗粒剂：医保片剂：医保

证型	药物名称	功能	主治病证	用法用量	备注
肺阳亏虚证	苓桂咳喘宁胶囊	温肺化饮，止咳平喘。	主治外感风寒，痰湿阻肺，症见咳嗽痰多，喘息胸闷气短等。适用于急、慢性支气管炎见上述证候者。	口服。一次5粒，一日3次。10天为一疗程。	医保
	桂龙咳喘宁胶囊（片、颗粒）	止咳化痰，降气平喘。	用于外感风寒、痰湿阻肺引起的咳嗽、气喘、痰涎壅盛；急、慢性支气管炎见上述证候者。	胶囊：口服。规格（1）一次5粒，规格（2）一次3粒，一日3次。片剂：口服。一次4片，一日3次。颗粒剂：开水冲服。一次6g，一日3次。	胶囊：药典，基药，医保 片剂：基药，医保 颗粒剂：药典，医保

支气管哮喘

支气管哮喘（简称哮喘）是由多种细胞包括气道的炎性细胞和结构细胞（如嗜酸粒细胞、肥大细胞、T淋巴细胞、中性粒细胞、平滑肌细胞、气道上皮细胞等）和细胞组分参与的气道慢性炎症性疾病。这种慢性炎症导致气道高反应性，通常出现广泛多变的可逆性气流受限，并引起反复发作的喘息、气急、胸闷或咳嗽等症状，常在夜间和（或）清晨发作、加剧，多数患者可自行缓解或经治疗缓解。

哮喘典型症状为反复发作喘息、气急、胸闷或咳嗽，多与接触变应原、冷空气、物理、化学性刺激以及病毒性上呼吸道感染、运动等有关。发作时在双肺可闻及散在或弥漫性、以呼气相为主的哮鸣音，呼气相延长。上述症状和体征可经治疗缓解或自行缓解。临床表现不典型者（如无明显喘息或体征），应至少具备以下1项试验阳性即可明确诊断：（1）支气管激发试验或运动激发试验阳性；（2）支气管舒张试验阳性：FEV1增加≥12%，且FEV1增加绝对值≥200ml；（3）呼气流量峰值（PEF）日内（或2周）变异率≥20%。

现代医学临床常根据病情酌情采用激素、β_2-受体激动剂、白三烯调节剂、茶碱、抗胆碱药物、抗IgE、变应原特异性免疫疗法（SIT）、抗组胺药等进行治疗。

本病中医称之为"哮病"，是由于宿痰伏肺，遇诱因或感邪引触，以致痰阻气道，气道挛急，肺失肃降，肺气上逆所致的发作性痰鸣气喘疾患。以发作时喉中哮鸣有声，呼吸困难，甚则喘息不能平卧为主要表现。

一、中医病因病机分析及常见证型

中医学认为哮病是由于宿痰内伏于肺，复加外感、饮食、情志、劳倦等因素，以致痰阻气道，气道挛急，肺失宣降所致。

由于病因不同，体质差异，哮喘发作期有寒哮、热哮、浊哮、风哮之分，缓解期亦有肺虚、脾虚、肾虚的不同。

二、辨证选择中成药

1. 发作期　中医学认为哮病发作期可分为四种证型，主要有寒哮、热哮、浊哮、风哮。

（1）寒哮

【临床表现】喉中哮鸣有声，胸膈满闷，咳痰色白，痰少咯吐不爽，或清稀呈泡沫状，口不渴，或渴喜热饮，面色晦滞，形寒怕冷，或有恶寒，发热，身痛。舌质淡，苔白滑，脉浮紧。

【辨证要点】胸膈满闷，咳痰色白，口不渴或渴喜热饮，形寒怕冷。舌质淡，苔白滑，脉浮紧。

【病机简析】寒痰留伏于肺，为诱因所触发，痰升气阻，痰气搏结于气道而致肺气闭郁，不得宣畅，故胸膈满闷；阴盛于内，阳气不得宣达，故面色晦滞，形寒怕冷；病因于寒，内无郁热，故口不渴或渴喜热饮。

【治法】温肺散寒，化痰平喘。

【辨证选药】可选小青龙颗粒（胶囊、合剂、糖浆）、镇咳宁糖浆（胶囊、口服液、颗粒）、桂龙咳喘宁胶囊（片、颗粒）、苓桂咳喘宁胶囊、消咳喘片（糖浆）、喘可治注射液等。

此类中成药多由炙麻黄、细辛、干姜、半夏、桂枝、五味子、炙甘草等药物组成，可发挥良好的温肺散寒，降气化痰平喘的作用。

（2）热哮

【临床表现】喉中哮鸣如吼，气粗息涌，胸膈烦闷，呛咳阵作，痰黄黏稠，面红，伴有发热，心烦，不恶寒，汗出，面赤，口苦，口渴喜饮。舌质红，苔黄腻，脉滑数。

【辨证要点】喉中哮鸣如吼，痰黄黏稠，面红，心烦口渴。舌质红，苔黄腻，脉滑数。

【病机简析】肺内素有邪热痰伏，外邪侵犯，痰热壅肺，肺失清肃，肺气上逆，故喉中哮鸣如吼，胸膈烦闷，呛咳阵作；热蒸炼液成痰，痰热胶结，故痰黄黏稠；痰火郁蒸，则心烦口渴。

【治法】清热宣肺，化痰定喘。

【辨证选药】可选用止喘灵口服液、蠲哮片、清咳平喘颗粒、咳喘宁（胶囊、口服液）、痰咳清片、止喘灵注射液等。

此类中成药多由麻黄、黄芩、桑白皮、杏仁、半夏、紫菀、冬花等药物组成，有良好的清泄肺热，宣肺降气，祛痰定喘的作用。

（3）浊哮

【临床表现】喘咳胸满，但坐不得卧，痰涎壅盛，咯痰黏腻难出，呕恶，纳呆，口黏不渴，神倦乏力，或胃脘满闷，或便溏，或胸胁不舒，或唇甲青紫。舌质淡或淡胖，或舌质紫黯或淡紫，

呼吸科分册

苔厚浊，脉滑实或弦、涩。

【辨证要点】喘咳胸满，痰涎壅盛，咯痰黏腻难出，呕恶，纳呆，口黏不渴。舌质淡或淡胖，或舌质紫黯或淡紫，苔厚浊，脉滑实或弦、涩。

【病机简析】痰浊因饮食不当或情志刺激等诱因引触，阻塞气道，壅遏肺气，肺失肃降，故见喘咳胸满，但坐不得卧，痰涎壅盛，咯痰黏腻难出；痰浊蕴中，脾气受困，中焦气机不利，故见呕恶，纳呆，口黏不渴，胃脘满闷，神倦乏力，便溏。

【治法】化浊除痰，降气平喘。

【辨证选药】可选用咳喘顺丸、二陈丸、降气定喘丸等。

该证型属于痰浊阻肺，用理气化痰药物同时，可配伍苏子、白芥子、莱菔子、杏仁等降气化痰药物，共收化浊除痰，降气平喘的作用。

（4）风哮

【临床表现】时发时止，发时喉中哮鸣有声，反复发作，止时又如常人，咳嗽痰少或无痰，发前多有鼻痒、咽痒、喷嚏、咳嗽，或精神抑郁，情绪不宁；或伴恶风，汗出；或形体消瘦，咽干口燥，面色潮红或萎黄不华。舌质淡或舌质红少津，苔薄白或无苔，脉浮或弦细。

【辨证要点】时发时止，发时喉中哮鸣，止时又如常人，发病前多有鼻痒、咽痒、喷嚏、咳嗽，舌淡苔白，脉浮或弦细。

【病机简析】风盛痰阻，气道挛急，肺气上逆，故喉中哮鸣有声；痰浊阻肺，肺失宣降，则咳嗽痰少；正邪交争，故鼻痒、喷嚏；风善行而数变，故哮喘反复发作，时发时止，止如常人。

【治法】疏风宣肺，缓急解痉，降气平喘。

【辨证选药】可选用海珠喘息定片、防风通圣丸（颗粒）。

此类中成药多由麻黄、蝉蜕、防风、荆芥等药物组成，共奏疏风宣肺平喘之功。

2. 缓解期

中医学认为哮病缓解期可分为肺脾气虚、肺肾两虚两型。

（1）肺脾气虚

【临床表现】气短声低，咯痰清稀色白，喉中常有轻度哮鸣音，平素自汗，怕风，常易感冒，每因气候变化而诱发，或倦怠无力，少气懒言，食少便溏，每因饮食不当而引发，发病前喷嚏频作，鼻塞流涕。舌苔薄白，脉濡。

【辨证要点】平素自汗，怕风，常易感冒，或倦怠无力，少气懒言，食少便溏，每因饮食不当而引发。舌苔薄白，脉濡。

【病机简析】肺虚不能主气，气不化津，痰饮蕴肺，故气短声低，咯痰清稀色白，喉中常有轻度哮鸣音；肺虚，卫外不固，故平素自汗，怕风，常易感冒；脾虚中气不足，则少气懒言，倦怠无力；脾虚健运无权，故食少便溏，每因饮食不当而引发。

【治法】益气固卫，健脾化痰。

【辨证选药】可选用玉屏风颗粒（口服液）、六君子丸、固本咳喘片（胶囊）等。

此类药物常用黄芪、防风、白术等补肺固卫，党参、茯苓、甘草等健脾益气，半夏、陈皮等理气燥湿化痰，从而达到益气固卫，健脾化痰的作用。

（2）肺肾两虚

【临床表现】平素气息短促，动则为甚，吸气不利，腰酸腿软，脑转耳鸣，不耐劳累，或五心烦热，颧红，口干，舌质红，少苔，脉细数；或畏寒肢冷，面色苍白，下肢欠温，小便清长，舌苔淡白，质胖，脉沉细。

【辨证要点】平素气息短促，动则为甚，吸气不利，腰酸腿软，脑转耳鸣，不耐劳累，舌质红，少苔，脉细数，或舌苔淡白，质胖，脉沉细。

【病机简析】久病肺肾两虚，摄纳失常，气不归元，故气息短促，动则为甚，吸气不利；肾中精气亏乏，不能充养脑髓、腰腿，故脑转耳鸣，腰酸腿软；畏寒肢冷，面色苍白，下肢欠温，小便清长，舌苔淡白，质胖，脉沉细，为肾阳虚生外寒之征；五心烦热，颧红，口干，舌质红，少苔，脉细数，为肾阴虚生内热之候。

【治法】补益肺肾，纳气平喘。

【辨证选药】可选用金匮肾气丸（片）、桂附地黄丸（胶囊、颗粒、片）、七味都气丸、固肾定喘丸、蛤蚧定喘丸（胶囊）、如意定喘片、金水宝胶囊（片）、百令胶囊（片）、定喘膏等。

此类中成药多以熟地黄、酒萸肉、牡丹皮、山药、茯苓、泽泻、牛膝、肉桂、附子、补骨脂、益智仁等补肾纳气，蛤蚧、冬虫夏草等肺肾双补，有良好的补益肺肾，纳气平喘的作用。

三、用药注意

临床选药必须以辨证论治的思想为指导，针对不同证型，选择与其相对证的药物，才能收到较为满意的疗效。要遵循"未发时扶正为主"、"已发时攻邪为主"的原则，扶助正气，祛除宿疾伏痰，当为预防哮病发作之首务。另外，发作期尤其是持续发作或大发作者，应积极救治，严密观察呼吸、心率、血压，警惕喘脱危候的发生，必要时住院治疗。如正在服用其他药品，应当告知医师或药师。还需适应气候变化，随时增减衣物，避风寒，防重感；避免接触刺激性气体及易导致过敏的灰尘、花粉、食物、药物和其他可疑异物；饮食宜清淡而有营养，切忌生冷、肥甘、油腻、辛辣、海膻发物等，宜戒烟酒。药品贮藏宜得当，存于阴凉干燥处，药品性状发生改变时禁止服用。药品必须妥善保管，放在儿童不能接触的地方，以防发生意外。儿童若需用药，务请咨询医师，并必须在成人的监护下使用。关于具体药品的饮食禁忌、配伍禁忌、妊娠禁忌、证候禁忌、病证禁忌、特殊体质禁忌、特殊人群禁忌等，各药品内容中均有详细介绍，用药前务必仔细阅读。

附一

常用治疗支气管哮喘的中成药药品介绍

（一）发作期常用中成药品种

1．寒哮

小青龙颗粒（胶囊、合剂、糖浆）

【处方】麻黄、桂枝、白芍、干姜、细辛、炙甘草、法半夏、五味子。

【功能与主治】解表化饮，止咳平喘。用于风寒水饮，恶寒发热，无汗，喘咳痰稀。

【用法与用量】

颗粒剂：口服。一次6g（无糖型）或13g（含糖型），一日

3次。

胶囊：口服。一次 2～4 粒，一日 3 次。

合剂：口服。一次 10～20ml，一日 3 次。用时摇匀。

糖浆：口服。一次 15～20ml，一日 3 次。

【禁忌】孕妇禁用。

【注意事项】

1．本品用于风寒水饮证，内热咳喘及虚喘者忌服。

2．不宜在服药期间同时服用滋补性中药。

3．服药期间忌食辛辣、生冷、油腻食物。

4．本品含麻黄，高血压、心脏病、青光眼患者慎用。有肝病、糖尿病、肾病等慢性病严重者应在医师指导下服用。

5．支气管扩张、肺脓疡、肺心病、肺结核患者出现咳嗽时应去医院就诊。

【规格】

颗粒剂：每袋装（1）6g（无糖型），（2）13g（含糖型）。

胶囊：每粒装 0.3g。

合剂：（1）每支装 10ml，（2）每瓶装 100ml，（3）每瓶装 120ml。

糖浆：每瓶装 120ml。

【贮藏】密封，置阴凉干燥处。

【药理毒理】本品具有平喘、镇咳、抗炎、解热和抗过敏作用。

·**平喘**　小青龙合剂连续灌服 14 天，可增加卵白蛋白（OVA）引起的哮喘小鼠中脑肾上腺素和多巴胺分泌，减少组胺、5-羟色胺分泌；本品能稳定肥大细胞膜，抑制肥大细胞脱颗粒和过敏介质的释放[1]。体外试验中，小青龙汤煎剂 0.0803、0.167、0.333、

0.667、1.333ug/ml 可降低磷酸组胺引起的痉挛豚鼠离体气管平滑肌的张力[2]。

·**镇咳** 小青龙糖浆 3.6、7.2g/kg 灌服，可抑制氨水引起的小鼠咳嗽次数[3]。

·**抗炎** 小青龙糖浆 3.6、14.4g/kg 灌服，可抑制角叉菜胶引起的大鼠足肿胀[3]。

·**解热** 小青龙糖浆 3.6、14.4g/kg 灌服，可降低角叉菜胶所致发热大鼠的体温[3]。

【临床报道】用小青龙颗粒口服治疗支气管哮喘急性发作期患者 25 例，给药 2 周后，患者临床疗效、肺功能情况均有明显改善，且治疗组治疗后证候积分、主要症状单项计分明显低于对照组[4]。

【参考文献】

[1] 唐灿，沈映君. 小青龙合剂平喘作用机理研究 [J]. 中成药，1998，20（3）：32.

[2] 黄坚，陈长勋，李仪奎. 用血清实验法观察小青龙汤对离体豚鼠气管平滑肌的作用 [J]. 中药药理与临床，1995，（6）：12-13.

[3] 苗爱蓉，宋延平. 小青龙糖浆的药理作用 [J]. 陕西中医，2001，22（10）：622.

[4] 尚云飞，朱立成. 小青龙颗粒治疗支气管哮喘急性发作的临床观察 [J]. 现代中西医结合杂志，2012，21（8）：799.

镇咳宁糖浆（胶囊、口服液、颗粒）

【处方】盐酸麻黄碱、桔梗、甘草流浸膏、桑白皮。

【功能与主治】止咳，平喘，祛痰。用于风寒束肺所致的咳嗽、气喘、咯痰；支气管炎、支气管哮喘见上述证候者。

【用法与用量】

糖浆：口服。一次 5 ～ 10ml，一日 3 次。

胶囊：口服。一次 1 ～ 2 粒，一日 3 次。

口服液：口服。一次 10ml，一日 3 次。

颗粒剂：开水冲服。一次 2 ～ 4g，一日 3 次。

【注意事项】

1．风热、痰热咳嗽者慎用。

2．忌烟酒及生冷、油腻、辛辣刺激性食物。

3．运动员慎用。

4．冠心病心绞痛、甲状腺功能亢进患者慎用。

【规格】

糖浆：每瓶装 100ml。

胶囊：每粒装 0.35g。

口服液：每支装 10ml。

颗粒剂：每袋装 2g。

【贮藏】密封。

【药理毒理】本品有镇咳、平喘、祛痰、抗炎、抗菌的作用。

· **镇咳**　镇咳宁胶囊（颗粒）0.7g/kg 灌胃，能抑制枸橼酸引起的豚鼠咳嗽，减少咳嗽次数[1, 2]。镇咳宁口服液（糖浆）0.4、0.8g（生药）/kg 灌胃，对氨水引发的小鼠咳嗽和枸橼酸引发的豚鼠咳嗽均有抑制作用[2, 3]。

· **平喘**　镇咳宁糖浆 0.16g/kg 灌胃，连续 3 次，能延长豚鼠引喘潜伏期[2]。镇咳宁口服液（糖浆）0.4、0.8g（生药）/kg 灌胃，均能延长组胺和乙酰胆碱诱发豚鼠引喘潜伏期[3]。

· **祛痰** 镇咳宁胶囊（颗粒）0.7g/kg 灌胃，能增加小鼠气道酚红排泌量。镇咳宁糖浆能增加大鼠给药后 2 小时内的痰液分泌量[2]。镇咳宁口服液（糖浆）0.4、0.8g（生药）/kg 灌胃，也能提高小鼠气管酚红排泌量。

· **抗炎** 镇咳宁胶囊（颗粒）0.7g/kg 灌胃，给药 3 天，能抑制角叉菜胶引起的大鼠胸腔炎性渗出和白细胞趋化[1]。镇咳宁糖浆0.27g/kg 灌胃 3 天，能抑制二甲苯所致小鼠耳郭肿胀率[2]。

· **抗菌** 镇咳宁胶囊对金黄色葡萄球菌、肺炎克雷伯菌感染小鼠具有保护作用，镇咳宁糖浆对金黄色葡萄球菌、白色葡萄球菌、卡他奈瑟菌、甲型链球菌、乙型链球菌均有一定的抑制作用[2]。

· **毒理** 镇咳宁糖浆小鼠灌胃的 LD50 为 48.37g（生药）/kg[2]。镇咳宁口服液小鼠灌胃最大耐受量为 20g/kg（相当于临床人日服量 260 倍）[3]。

【参考文献】

[1] 谢强敏，唐法娣，王砚，等. 镇咳宁胶囊的镇咳作用及机制研究 [J]. 中药药理与临床，1998，14（4）：39.

[2] 赵金明，李中平，张艳玲，等. 镇咳宁糖浆的药理研究 [J]. 中医药研究，1999，（1）：39.

[3] 镇咳宁口服液新药申报资料.

桂龙咳喘宁胶囊（片、颗粒）

【处方】 桂枝、龙骨、白芍、生姜、大枣、炙甘草、牡蛎、黄连、法半夏、瓜蒌皮、炒苦杏仁。

【功能与主治】 止咳化痰，降气平喘。用于外感风寒、痰湿阻肺引起的咳嗽、气喘、痰涎壅盛；急、慢性支气管炎见上述证候者。

【用法与用量】

胶囊：口服。规格（1）一次5粒，规格（2）一次3粒，一日3次。

片剂：口服。一次4片，一日3次。

颗粒剂：开水冲服。一次6g，一日3次。

【注意事项】 服药期间忌烟、酒、猪肉及生冷食物。

【规格】

胶囊：每粒装（1）0.3g（相当于饮片1g），（2）0.5g（相当于饮片1.67g）。

片剂：薄膜衣片，每片重（1）0.33g，（2）0.34g，（3）0.54g，（4）0.41g。

颗粒剂：每袋装6g。

【贮藏】 密封。

【药理毒理】 本品有一定镇咳、祛痰、平喘、抗炎作用。

·**镇咳作用** 本品0.9g/kg灌胃给药，能延长氨水所致小鼠及枸橼酸所致豚鼠咳嗽的潜伏期，减少咳嗽次数[1]。

·**祛痰作用** 本品0.0375g/kg灌胃给药7天或0.9g/kg灌胃给药3天，能增加小鼠气管酚红排泌量[1]。

·**平喘作用** 豚鼠离体气管法和肺溢流法试验表明本品尚能缓解抗组胺引起的气管平滑肌痉挛[2]。本品0.9g/kg灌胃给药21天，能改善由烟熏法所致慢性支气管炎大鼠支气管和肺组织的损伤程度[3]。

·**抗炎作用** 本品0.8、0.9g/kg灌胃给药21天，对慢性支气管炎模型大鼠能降低血清、肺组织及肺泡灌洗液中TNF、IL-1、

IL-8、血栓素 B_2 和 6- 酮 – 前列腺素 $F_{1\alpha}$[4-6]。

【临床报道】 有研究对应用桂龙咳喘宁胶囊口服治疗支气管哮喘的 96 例患者进行了为期 2 年的临床观察，57 例（59.38%）显效，28 例（29.17%）有效，效果明显[7]。另有报道应用桂龙咳喘宁胶囊治疗支气管哮喘患者 180 例，痊愈 59 例（32.78%），显效 61 例（33.89%），有效 55 例（30.56%）[8]。

【参考文献】

[1] 杨牧祥，方朝义，王鑫国，等.咳喘宁胶囊药效学实验研究 [J]. 河北中医，2002，24（1）：76.

[2] 赵小寅，樊莹，金芳，等.时辰给药对豚鼠哮喘发作的影响 [J]. 中国中医急症，2000，9（6）：277.

[3] 杨牧祥，方朝义，李英敏，等.咳喘宁胶囊对慢性支气管炎大鼠支气管及肺组织病理形态学的影响 [J]. 河北中医药学报，2002，17（1）：1.

[4] 杨牧祥，方朝义，朱孝轩，等.咳喘宁胶囊对慢性支气管炎大鼠血清、肺组织及支气管肺泡灌洗液 IL-8 含量的影响 [J]. 中国全科医学，2001，4（12）：957.

[5] 方朝义，杨牧祥，曹刚，等.咳喘宁胶囊对慢性支气管炎大鼠血清、肺组织及支气管肺泡灌洗液 TNF 和 IL-1β 含量的影响 [J]. 新中医，2002，34（2）：74.

[6] 方朝义，杨牧祥，曹刚，等.咳喘宁胶囊对慢性支气管炎大鼠血浆、肺组织及支气管肺泡灌洗液中血栓素 B_2 和 6- 酮 – 前列腺素 $F_{1\alpha}$ 含量的影响 [J]. 中国中医药学报，2002，17（1）：23.

[7] 陈其章.桂龙咳喘宁治疗支气管哮喘 96 例疗效观察 [J]. 甘肃中医学院学报，2001，18（2）：31.

[8] 周志荣. 桂龙咳喘宁治疗支气管哮喘180例疗效观察 [J]. 浙江中医杂志，1997，32（10）：480.

苓桂咳喘宁胶囊

【处方】茯苓、法半夏、桂枝、陈皮、龙骨、牡蛎、白术（麸炒）、甘草（蜜炙）、苦杏仁、桔梗、生姜、大枣。

【功能与主治】温肺化饮，止咳平喘。主治外感风寒，痰湿阻肺，症见咳嗽痰多，喘息胸闷气短等。适用于急、慢性支气管炎见上述证候者。

【用法与用量】口服。一次5粒，一日3次。10天为一疗程。

【不良反应】偶有口干及胃脘部不适，胃脘不适者宜饭后服。不宜久服多用。

【禁忌】咽喉肿痛，五心烦热者禁用。

【注意事项】服药期间忌食生冷食物，孕妇慎用。

【规格】每粒装0.34g。

【贮藏】密封。

【药理毒理】本品有一定止咳、祛痰、平喘、抗菌、抗炎等作用。

·**止咳祛痰**　本品能减少小鼠咳嗽次数，并有祛痰作用[1]。

·**平喘作用**　本品对组胺引起哮喘有一定的抑制作用[1]。

·**抗菌作用**　体外试验表明本品对金黄色葡萄球菌、溶血性链球菌、肺炎双球菌、铜绿假单胞菌、福氏痢疾杆菌、假结核杆菌有不同程度的抑制作用；体内试验表明本品对金黄色葡萄球菌、溶血性链球菌、肺炎双球菌引起的感染有一定的治疗作用[1]。

【参考文献】

[1] 苓桂咳喘宁胶囊新药申报资料.

消咳喘片（糖浆）

【处方】满山红。

【功能与主治】止咳，祛痰，平喘。用于寒痰阻肺所致的咳嗽气喘、咯痰色白；慢性支气管炎见上述证候者。

【用法与用量】

片剂：口服。一次 4 ~ 5 片，一日 3 次。

糖浆：口服。一次 10ml，一日 3 次；小儿酌减。

【不良反应】有文献报道口服消咳喘后出现皮肤潮红，眼睑水肿，体温上升的过敏反应；及哮喘发作、过敏性休克、室上性心动过速、肾病综合征等不良反应 [1-5]。

【注意事项】

1. 服药期间饮食宜清淡，忌食辛辣厚味食物，忌烟酒。

2. 糖尿病患者慎用糖浆剂型。

【规格】

片剂：每片重 0.31g（薄膜衣片）。

糖浆：每瓶装（1）50ml，（2）100ml。

【贮藏】密封。

【药理毒理】本品有一定镇咳、祛痰、平喘作用。

· **镇咳**　本品灌胃给药。可使氨水致小鼠咳嗽潜伏期延长，咳嗽次数减少；也可使枸橼酸致小鼠咳嗽潜伏期延长，使豚鼠咳嗽次数减少 [6, 7]。

· **祛痰**　本品灌胃给药，可增加小鼠气管对酚红的排泌，增加大鼠的排痰量 [6, 7]。

· **平喘**　本品灌胃给药，能扩张小鼠肺支气管，缩短灌流时间，延长组胺所致豚鼠哮喘的潜伏期[6]。

【参考文献】

[1] 杨巧峰．口服消咳喘糖浆致过敏反应1例 [J].中国医院药学杂志，2001，21（10）：639.

[2] 张若芬．满山红制剂消咳喘糖浆引起哮喘发作 [J].浙江中医杂志，1997，（6）：256.

[3] 朱渝琪．消咳喘过敏性休克7例 [J].中国医院药学杂志，1994，14（5）：231.

[4] 李兆菩，侯汉君．消咳喘致室上性心动过速5例 [J].中国厂矿医学，1995，（5）：340.

[5] 王亚平．消咳喘引起肾病综合征 [J].中华肾脏病杂志，1989，（2）：70.

[6] 消咳喘胶囊新药申报资料．

[7] 桂林，吕春玲，谢黎雯，等．消咳喘主要药效学研究 [J].基层中药杂志，2000，14（15）：7.

喘可治注射液

【处方】 淫羊藿、巴戟天。

【功能与主治】 温阳补肾，平喘止咳，有抗过敏、增强体液免疫与细胞免疫的功能。主治哮证属肾虚夹痰证。症见喘促日久，反复发作，面色苍白，腰酸肢软，畏寒，汗多；发时喘促气短，动则加重，喉有痰鸣，咳嗽，痰白清稀不畅；以及支气管炎哮喘急性发作期见上述证候者。

【用法与用量】 肌内注射。成人一次4ml；儿童7岁以上，一次2ml；7岁以下，一次1ml，一日2次。

【不良反应】偶有口干及胃脘部不适，胃脘部不适者宜饭后服。不宜久服多用。

【注意事项】

1. 孕妇慎用。

2. 阴虚火旺者慎用。

3. 如发现白色沉淀、异物或浑浊，不可使用。

【规格】每支装 2ml。

【贮藏】置阴凉避光处。

【药理毒理】本品有一定镇咳、平喘作用。

· 镇咳　本品能明显延长氨水和 SO_2 诱导的小鼠咳嗽潜伏期，并减少咳嗽次数[1]。

· 平喘　本品明显延长组胺引发的豚鼠哮喘潜伏期，减少哮喘次数；明显抑制组胺引起的离体豚鼠气管条收缩[1]。

【临床报道】有报道称喘可治注射液治疗成人支气管哮喘急性期 20 例、慢性期 20 例，发作期组与缓解期组总有效率均为 85%，对缓解期病人能明显减少复发[2]。

【参考文献】

[1] 肖贵南，程朝辉，李瑾翡. 喘可治注射液止咳平喘药理作用研究 [J]. 中国医药导报，2009，6（30）：33-35.

[2] 沈小珩，朱伟嵘，许建中. 喘可治注射液治疗 40 例支气管哮喘的临床观察 [J]. 中成药 2002，24（1）：38-42.

2. 热哮

止喘灵口服液

【处方】麻黄、苦杏仁、连翘、洋金花。

【功能与主治】平喘，止咳，祛痰。用于哮喘、咳嗽、胸闷痰多；支气管哮喘、喘息性支气管炎见上述证候者。

【用法与用量】口服。一次 10ml，一日 3 次，7 天为一疗程。

【禁忌】青光眼患者禁用。

【注意事项】

1．服药期间忌辛辣、生冷、油腻食物。

2．高血压、冠心病、前列腺肥大、尿潴留患者慎用。

3．孕妇慎用。

4．少数患者用药后口干，皮肤潮红，心率增快。

【规格】每支装 10ml。

【贮藏】密封。

【临床报道】用止喘灵口服液治疗儿童哮喘急性发作 50 例，观察喘憋、烦躁、鼻煽、三凹征程度、肺部哮鸣音等临床情况，与氨茶碱组对照，效果满意[1]。

【参考文献】

[1] 姜巍，姜立峰，王宏．止喘灵治疗儿童哮喘急性发作 50 例临床观察 [J]．中国医药指南，2009，7（11）：219.

蠲哮片

【处方】葶苈子、青皮、陈皮、黄荆子、槟榔、大黄、生姜。

【功能与主治】泻肺除壅，涤痰祛瘀，利气平喘。用于支气管哮喘急性发作期热哮痰瘀伏肺证，症见气粗痰涌，痰鸣如吼，咳呛阵作，痰黄稠厚等。

【用法与用量】饭后服用。一次 8 片，一日 3 次，7 天为一疗程。

【注意事项】

1．本品泻肺除壅，涤痰祛瘀，祛邪易伤正，哮喘虚证患者忌用。

2．孕妇禁用。

3．服药期间忌食辛辣、生冷、油腻食物。

4．年老体弱者慎用。

5．服药后如出现大便偏稀，属正常现象，可继续用药或减少用量。

【规格】 每片重 0.3g。

【贮藏】 密封。

【药理毒理】 本品有平喘、祛痰、抗过敏等作用。

·**平喘**　本品 20.0g/kg 灌服，能延长组胺加乙酰胆碱引起的豚鼠哮喘潜伏期，作用维持时间较长。本品 6.7、13mg/ml，可明显拮抗乙酰胆碱对离体气管的收缩[1, 2]。还能明显对抗组胺减少肺灌流量，增加正常肺灌流量；本品 12mg/ml，明显拮抗组胺对离体肺条的收缩[1]。

·**祛痰**　本品 7.5、15g/kg 灌服，可促进大鼠呼吸道排泌痰液[1, 2]。

·**抗过敏**　本品 48g/kg 灌服，可改善鸡蛋白引起的豚鼠超敏反应肠系膜微循环，抑制红细胞聚集，减少渗出，抑制血管通透性亢进[3]。

·**提高耐缺氧能力**　本品 37.5g/kg 灌服，可延长小鼠常压缺氧情况下存活时间及扎闭气管小鼠的心电消失时间[1, 2]。

·**其他**　本品 0.125g（生药）/ml 在体外能抑制金黄色葡萄球菌、肺炎球菌、白色念珠菌[2]。

·**毒理** 小鼠一次灌服本品的最大给药量为 202g/kg（相当于临床剂量的 220 倍），观察 7 天，除有轻泻外，未见其他异常反应[1]。小鼠腹腔注射本品的 LD_{50} 为（40.48±5.17）g/kg[2]。本品 46、14、4.6g/kg（相当于临床剂量的 50、15、5 倍）给大鼠灌胃，连续 65 天，无明显异常。

【临床报道】用蠲哮片治疗 447 例哮喘患者，临床控制率为 38.2％，显效率为 31.2％，总有效率为 93.4％[2]。

【参考文献】

[1] 黄敬耀，徐彭，张佐．定喘宁的药理研究 [J]．中国中药杂志，1930，15（11）：45．

[2] 洪广祥，张燕萍，黄敬耀，等．蠲哮片治疗哮喘的临床及实验研究 [J]．中国中西医结合杂志，1999，19（2）：93．

[3] 李兰珍，饶金才，肖纯，等．"定喘宁"对局部超敏反应微循环的影响 [J]．江西中医药，1990，21（5）：43．

清咳平喘颗粒

【处方】石膏、金荞麦、鱼腥草、麻黄（蜜炙）、炒苦杏仁、川贝母、矮地茶、枇杷叶、紫苏子（炒）、炙甘草。

【功能与主治】清热宣肺，止咳平喘。用于急性支气管炎、慢性支气管炎急性发作属痰热郁肺证，症见咳嗽气急，甚或喘息，咳痰色黄或不爽，发热，咽痛，便干，苔黄或黄腻等。

【用法与用量】开水冲服。一次 10g，一日 3 次。

【规格】每袋装 10g。

【贮藏】密封。

咳喘宁（胶囊、口服液）

【处方】麻黄、石膏、苦杏仁、罂粟壳、桔梗、百部、甘草。

【功能与主治】宣通肺气，止咳平喘。用于支气管哮喘，咳嗽，老年痰喘。

【用法与用量】

片剂：口服。一次 2 ~ 4 片，一日 2 次。

胶囊：口服。一次 3 ~ 4 粒，一日 2 次；或遵医嘱。

口服液：口服。一次 10ml，一日 2 次；或遵医嘱。

【注意事项】

1．本品为清化痰热之品，寒痰咳喘及正虚邪恋者忌用。

2．孕妇慎用。

3．本品含罂粟壳，不可过量、久服。

4．本品含麻黄，高血压、心脏病患者慎用。

【规格】

片剂：每片重 0.6g。

胶囊：每粒装 0.32g。

口服液：每瓶装 10ml。

【贮藏】密封，置阴凉干燥处。

痰咳清片

【处方】暴马子皮、满山红、黄芩、盐酸麻黄碱、氯化铵。

【功能与主治】清肺化痰，止咳平喘。用于痰热咳嗽，急、慢性气管炎，哮喘。

【用法与用量】口服。一次 6 片，一日 3 次。

【禁忌】肝肾功能不全者禁用。

【注意事项】

1．本品主要用于痰热阻肺者，药性偏寒，外感风寒或寒痰阻肺者慎服。

2．本品含有盐酸麻黄碱，心脏病、高血压患者，孕妇、运动员慎用。

3．本品含氯化铵，在镰状细胞贫血患者，可引起缺氧和（或）酸中毒。

4．本品不宜过量、久服。

【规格】 每片重 0.31g。

【贮藏】 密封。

止喘灵注射液

【处方】 麻黄、洋金花、苦杏仁、连翘。

【功能与主治】 平喘，止咳，祛痰。用于哮喘，咳嗽，胸闷痰多；支气管哮喘，喘息性气管炎。

【用法与用量】 肌注。一次 2ml，一日 2～3 次；7 岁以下儿童酌减。1～2 周为一疗程，或遵医嘱。

【注意事项】 青光眼患者禁用；严重高血压，冠心病，前列腺肥大，尿潴留患者在医师指导下使用。

【规格】 每支装 2ml。

【贮藏】 密闭，避光。

【临床报道】 有临床研究报道应用止喘灵注射液肌注治疗哮喘患者 24 例，临床控制 9 例，显效 8 例，有效 6 例，无效 1 例，总有效率 95.8%[1]。

【参考文献】

[1] 顾国龙，袁士良，张馥南．止喘灵治疗哮喘的临床观察 [C]．国际传统医药大会论文摘要汇编，中国北京，2000．

3．浊哮

咳喘顺丸

【处方】 紫苏子、瓜蒌仁、茯苓、鱼腥草、苦杏仁、款冬花、半夏（制）、桑白皮、前胡、紫菀、陈皮、甘草。

【功能与主治】 宣肺化痰，止咳平喘。用于痰浊壅肺，肺气失宣所致的咳嗽，气喘，痰多，胸闷；慢性支气管炎，支气管哮喘，肺气肿见上述证候者。

【用法与用量】 口服。一次 5g，一日 3 次，7 天为一疗程。

【注意事项】

1．忌烟、酒及辛辣、生冷、油腻食物。

2．服药期间忌服滋补性中药。

3．气虚久嗽者慎用。

4．服药 3 天症状无缓解，应去医院就诊。

5．对本品过敏者禁用，过敏体质者慎用。

6．本品性状发生改变时禁止使用。

【规格】 每 1g 相当于饮片 1.5g。

【贮藏】 密封。

二陈丸

【处方】 陈皮、半夏（制）、茯苓、甘草。

【功能与主治】燥湿化痰，理气和胃。用于痰湿停滞导致的咳嗽痰多，胸脘胀闷，恶心呕吐。

【用法与用量】口服。一次 9 ～ 15g，一日 2 次。

【注意事项】

1．忌烟、酒及辛辣、生冷、油腻食物。

2．不宜在服药期间同时服用滋补性中药。

3．肺阴虚所致的燥咳不适用。

【规格】水丸，每袋装 6g（每 100 粒重 6g）。

【贮藏】密闭，防潮。

降气定喘丸

【处方】麻黄、葶苈子、紫苏子、桑白皮、白芥子、陈皮。

【功能与主治】降气定喘，除痰止咳。用于慢性支气管炎，支气管哮喘，咳嗽气促等。

【用法与用量】温开水送服。一次 7g，一日 2 次。

【注意事项】

1．本品用于痰浊阻肺的哮病，虚喘者慎用。

2．孕妇禁用。

3．服药期间忌食辛辣、生冷、油腻食物。

4．年老体弱者慎用。

5．本品含麻黄，高血压、心脏病、青光眼患者慎用。

【规格】每瓶装 7g。

【贮藏】密封，置干燥处。

4．风哮

海珠喘息定片

【处方】 珍珠层粉、胡颓子叶、天花粉、蝉蜕、防风、冰片、甘草、盐酸氯喘、盐酸去氯羟嗪。

【功能与主治】 平喘，祛痰，镇静，止咳。用于支气管哮喘，慢性气管炎。

【用法与用量】 口服。一次 2～4 片，一日 3 次。

【禁忌】 孕妇禁用。

【注意事项】

1．本品用于痰浊阻肺、肺气不降所致的咳嗽，外感咳嗽不宜使用。

2．孕妇禁用。

3．服药期间禁食生冷、辛辣、油腻及刺激性食物。

4．年老体弱者慎用，甲亢、高血压、心律不齐者慎服。

5．因含西药盐酸氯喘、盐酸去氯羟嗪等，偶见心悸、手颤、嗜睡、口干、失眠等不良反应。

【规格】 每片重 0.48g。

【贮藏】 密封。

【临床报道】 有报道运用海珠喘息定片治疗慢性喘息性支气管炎 43 例，总有效率 96%[1]。

【参考文献】

[1] 李毅，秦逸辉，金雨青，等．海珠喘息定治疗慢性喘息性支气管炎 43 例 [J]．现代中西医结合杂志，2010，19（7）：873.

防风通圣丸（颗粒）

【处方】防风、荆芥穗、薄荷、麻黄、大黄、芒硝、栀子、滑石、桔梗、石膏、川芎、当归、白芍、黄芩、连翘、白术（炒）、甘草。

【功能与主治】解表通里，清热解毒。用于外寒内热，表里俱实，恶寒壮热，头痛咽干，小便短赤，大便秘结，瘰疬初起，风疹湿疮。

【用法与用量】

丸剂：口服。规格（1）大蜜丸，一次1丸；规格（2）浓缩丸，一次8丸；规格（3）水丸，一次6g，一日2次。

颗粒剂：口服。一次1袋，一日2次。

【注意事项】

1. 忌烟、酒及辛辣、油腻、鱼虾海鲜类食物。

2. 不宜在服药期间同时服用滋补性中药。

3. 高血压、心脏病患者慎用。有肝病、糖尿病、肾病等慢性病严重者应在医师指导下服用。

【规格】

丸剂：（1）每丸重9g，（2）每8丸相当于原药材6g，（3）每20丸重1g。

颗粒剂：每袋装3g。

【贮藏】密封，置阴凉干燥处。

【药理毒理】本品有通便、解热、抗炎、抑菌等作用。

·通便 防风通圣丸6g/kg、防风通圣颗粒3、6g/kg灌服，可缩短小鼠排便时间，增多粪便中含水量，增加排便及排尿量；防风通圣丸 8g/kg，防风通圣颗粒 4、8g/kg 灌服，可加快小鼠小肠炭末推进速率，增大小肠容积[1]。

·**解热** 防风通圣丸 3.3g/kg，防风通圣颗粒 3.3、6.6g/kg 灌服，能降低 2,4- 二硝基酚引起的大鼠发热；本品也能降低角叉菜胶所致发热大鼠的体温[1]。

·**抗炎** 防风通圣丸 20g/kg，防风通圣颗粒 10、20g/kg 灌服，可抑制角叉菜胶所致大鼠足肿胀[1]。

·**抑菌** 体外试验表明防风通圣颗粒对金黄色葡萄球菌、化脓性链球菌、肺炎链球菌、流感嗜血杆菌、脑膜炎奈瑟菌、大肠埃希菌有不同程度的抑菌作用，以对化脓性链球菌和大肠埃希菌抑菌作用为强；防风通圣颗粒 3、6、12g/kg 灌服，可降低金黄色葡萄球菌引起感染小鼠的死亡率[2]。

·**其他** 防风通圣丸浸膏 1.2g/kg 灌服，可降低蛋黄乳液造模小鼠血清胆固醇[3]。25% 防风通圣丸醇沉液能抑制兔体外血栓形成；1ml/kg 耳静脉注射，能降低家兔的正常血压，降压同时心率减慢；50ml/kg 灌服，能降低小鼠耗氧量，预防氯仿诱发的小鼠房颤。75% 防风通圣丸醇沉液 30ml/kg 股静脉注射，可拮抗乌头碱诱发的大鼠心律失常。防风通圣丸醇沉液对离体蛙心也有抑制作用[4]。

【参考文献】

[1] 杜晓敏，丁文庆，李春子，等.防风通圣颗粒主要药效学研究 [J].山东医药工业，1999，18（5）：1.

[2] 崔树玉，孙启华，孟蔚，等.防风通圣颗粒体内外抑菌试验研究 [J].实用预防医学，1999，6（5）：47.

[3] 王世民，杨勇，武玉鹏，等.防风通圣丸降胆固醇作用的

实验研究初报 [J].中药药理与临床，1989，5（3）：3.

[4] 管喜文，龚传美，戴鉴之，等.防风通圣丸抗血栓、抗心律失常和降压作用的观察 [J].中药药理与临床，1989，5（6）：6.

（二）缓解期常用中成药品种

1. 肺脾气虚

玉屏风颗粒（口服液）

【处方】黄芪、白术（炒）、防风。

【功能与主治】益气，固表，止汗。用于表虚不固，自汗恶风，面色㿠白，或体虚易感风邪者。

【用法与用量】

颗粒剂：开水冲服。一次 1 袋，一日 3 次。

口服液：口服。一次 10ml，一日 3 次。

【注意事项】

1. 服药期间饮食宜选清淡之品，忌油腻食物。

2. 玉屏风颗粒宜饭前服用。

3. 热病汗出忌用，阴虚盗汗应慎用。

【规格】

颗粒剂：每袋装 5g。

口服液：每支装 10ml。

【贮藏】密封。

【药理毒理】

·抗过敏　玉屏风颗粒能降低过敏性鼻炎大鼠 IgE 抗体水平，改善大鼠过敏性鼻炎症状，使鼻黏膜的嗜酸细胞增多、鼻黏膜溃疡、腺体增生以及充血水肿等病理学改变得到明显改善，对过敏性鼻炎大鼠和豚鼠具有良好的抗过敏作用[1]。

·**抗疲劳**　玉屏风颗粒能延长正常小鼠及利血平脾虚小鼠的常温游泳时间，对限制饮食所致气虚小鼠的高温游泳时间和用放血法造成的气虚小鼠模型的低温游泳时间也有明显的延长作用[2]。

·**增强免疫**　玉屏风口服液灌胃对小鼠巨噬细胞吞噬功能有明显的促进作用，可提高吞噬百分率和吞噬指数，镜下可见巨噬细胞呈现细胞被激活的现象，并增加小鼠胸腺重量[3-4]。

·**抗病毒**　鸡胚试验表明玉屏风口服液对流行性感冒病毒A毒株15EID50、30EID50感染所致病变均有抑制作用，且能灭活病毒[5]。

·**其他**　玉屏风颗粒有明显提高小鼠网状内皮系统吞噬指数的作用，能抑制毛果芸香碱致大鼠出汗亢进，有止汗、抗应激和提高网状内皮系统吞噬功能的作用[2]。

【临床报道】

1．运用玉屏风颗粒口服治疗伤风鼻塞（急性鼻炎）、鼻窒（慢性鼻炎）、鼻鼽（过敏性鼻炎）等300例，并设对照组（用辛芩颗粒），治疗组痊愈率、显效率、有效率分别为23.3%、30.0%、43.3%，总有效率为96.7%。结果表明玉屏风颗粒口服可以有效缓解鼻腔阻塞、减少流鼻涕，改善和恢复嗅觉功能，减轻临床症状，总有效率明显优于对照组[6]。

2．用玉屏风颗粒治疗反复呼吸道感染180例，显效112例（62.2%），好转54例（30.0%），无效14例（7.8%），总有效率为92.2%。停药后观察1年以上患儿100例，感染次数明显减少，症状较前明显减轻，病程明显缩短[7]。

3．将86例小儿反复呼吸道感染病例随机分为观察组和对照组各43例，对照组予常规抗感染、对症治疗，观察组在常规治疗的基础上加玉屏风口服液。观察治疗后1年内呼吸道感染发作的次数、程度、持续时间的变化。结果治疗组总有效率83.72%，明显高于对照组53.49%（$P < 0.01$）。证实玉屏风口服液可明显减少反复呼吸道感染儿童呼吸道感染发作的次数及程度，疗效显著，值得临床推广应用[8]。

4．将82例反复呼吸道感染患儿随机分成2组，观察组41例给予常规治疗，治疗组41例在常规治疗基础上给予玉屏风口服液治疗。结果表明2组治疗后IgA、IgG、IgM升高值均有显著差异，玉屏风口服液可有效治疗小儿反复呼吸道感染[9]。

【参考文献】

[1] 文洁，朱建梅，李婕，等．玉屏风颗粒治疗过敏性鼻炎的实验研究 [J]．中成药，2011，33（6）：934-936.

[2] 崔琦珍，杜群，巫燕莉，等．玉屏风颗粒益气固表作用研究 [J]．中药药理与临床，2008，24（2）：2-4.

[3] 邹莉玲．玉屏风口服液对流感病毒抑制及对机体免疫功能的影响 [J]．中药材，1990，13（1）：37.

[4] 李淑贞．玉屏风口服液对免疫抑制小鼠免疫功能的调节作用 [J]．中成药，1992，14（3）：26.

[5] 邹莉玲．玉屏风口服液在鸡胚内对流感病毒的抑制作用 [J]．江西中医药，1989，（6）：40.

[6] 黄跃，兰小玲，甘金梅，等．玉屏风颗粒治疗急慢性鼻炎、过敏性鼻炎300例疗效观察 [J]．中国社区医师，2011，13（14）：178.

[7] 汤景平.玉屏风颗粒防治反复呼吸道感染180例 [J]. 新中医，2009，41（5）：64-65.

[8] 俞慧君，蔡妙国，管敏昌.玉屏风口服液治疗小儿反复呼吸道感染疗效观察 [J].海峡药学，2011，23（10）：166-167.

[9] 方泽雄.玉屏风口服液治疗小儿反复呼吸道感染疗效观察 [J].中外医疗，2009，28（32）：85-86.

六君子丸

【处方】党参、白术（麸炒）、茯苓、半夏（制）、陈皮、炙甘草。

【功能与主治】补脾益气，燥湿化痰。用于脾胃虚弱，食量不多，气虚痰多，腹胀便溏。

【用法与用量】口服。一次 9g，一日 2 次。

【注意事项】

1．脾胃阴虚胃痛、痞满者不宜使用本品。

2．湿热泄泻者不宜使用本品。

3．痰热咳嗽者不宜使用本品。

4．忌生冷、油腻等不易消化食物。

【规格】每包重 9g。

【贮藏】密封，置干燥处。

【药理毒理】本品有调节胃肠运动和保护胃黏膜等作用。

· **对胃肠运动的影响**　本品水煎液对家兔离体十二指肠自发活动呈抑制性影响，对乙酰胆碱引起的离体十二指肠痉挛性收缩或肾上腺素引起肠管运动抑制均有拮抗作用[1]。

· **保护胃黏膜**　本品可抑制电刺激所致的大鼠胃黏膜血小板

活化因子（PAF）和髓过氧化物酶（MPO）的增加及胃黏膜血流量的降低，抑制自由基的产生，从而防止胃微循环障碍，保护胃黏膜[2]。

·**抗炎** 六君子汤提取颗粒能剂量依赖性地抑制甲酰甲硫氨酰－亮氨酰－苯丙酰 PAFO（FMLP）刺激人中性粒细胞弹性蛋白酶的释放，这可能与其抑制细胞内 Ca^{2+} 浓度有关。高剂量的六君子汤能够抑制 FMLP 刺激人中性粒细胞活性氧的释放，其抗炎作用与其抑制细胞内 Ca^{2+} 浓度以及 cAMP 浓度上升有关[3]。

·**其他** 本方汤剂预先灌胃给药 6 天，可降低阿霉素引起的大鼠肝细胞损伤，使肝细胞空泡化、胆小管扩张和微绒毛短缩现象减轻，使肝细胞 5-核苷酸酶和细胞色素 C 氧化酶活性提高[4]。预先灌胃给药还对阿霉素引起的大鼠心肌损伤有预防和治疗作用[5]。

【参考文献】

[1] 林安素. 六君子汤对家兔离体十二指肠运动的影响 [J]. 南京中医药大学学报，1989，（1）：36.

[2] 三浦总一郎. 六君子汤对胃黏膜损害保护作用的实验研究 [J]. 汉方医学，1997，21（4）：13.

[3] 村上和宪. 六君子汤对白细胞活化的抑制作用 [J]. 汉方医学，1999，23（5）：14.

[4] 于向民，刘友章，野田亨，等. 阿霉素对大鼠肝细胞的毒性及中药六君子汤对肝细胞的保护作用 [J]. 解剖学报，1996，27（1）：79.

[5] 野田亨. 六君子汤和四逆散对阿霉素引起的心肌损害的预防和治疗效果 [J]. 汉方医学，1998，22（3）：15.

固本咳喘片（胶囊）

【处方】党参、白术（麸炒）、茯苓、麦冬、盐补骨脂、炙甘草、醋五味子。

【功能与主治】益气固表，健脾补肾。用于脾虚痰盛、肾气不固所致的咳嗽、痰多、喘息气促、动则喘剧；慢性支气管炎、肺气肿、支气管哮喘见上述证候者。

【用法与用量】

片剂：口服。一次3片，一日3次。

胶囊：口服。一次3粒，一日3次。

【注意事项】

1. 外感咳嗽忌用。

2. 本品为扶正固本之剂，急性发作期不宜单独使用。

3. 服药期间忌食辛辣之品。

【规格】

片剂：每片重0.4g。

胶囊：每粒装0.4g。

【贮藏】密封。

2. 肺肾两虚

金匮肾气丸（片）

【处方】地黄、山茱萸（酒炙）、山药、牡丹皮、泽泻、茯苓、桂枝、附子（炙）、牛膝（去头）、车前子（盐炙）。

【功能与主治】温补肾阳，化气行水。用于肾虚水肿，腰膝酸软，小便不利，畏寒肢冷。

【用法与用量】

丸剂：口服。规格（1）大蜜丸，一次1丸；规格（2）水蜜丸，一次4～5g（20～25粒），一日2次。

片剂：口服。一次4片，一日2次。

【禁忌】 孕妇忌服。

【注意事项】

1．忌房欲、气恼。

2．忌食生冷食物。

3．对其过敏者禁用，过敏体质者慎用。

4．药品性状发生改变时禁止使用。

【规格】

丸剂：（1）每丸重6g，（2）每100粒重20g。

片剂：每片重0.27g。

【贮藏】 密封。

桂附地黄丸（胶囊、颗粒、片）

【处方】 肉桂、附子（制）、熟地黄、酒萸肉、牡丹皮、山药、茯苓、泽泻。

【功能与主治】 温补肾阳。用于肾阳不足，腰膝酸冷，肢体浮肿，小便不利或反多，痰饮喘咳，消渴。

【用法与用量】

丸剂：口服。水蜜丸一次6g，小蜜丸一次9g，大蜜丸一次1丸，一日2次。

胶囊：口服。一次7粒，一日2次。

颗粒剂：冲服。一次5g，一日2次。

片剂：口服。一次 4 ~ 6 片，一日 2 次。

【禁忌】 孕妇忌服。

【注意事项】

1．忌房欲、气恼。

2．忌食生冷食物。

3．对其过敏者禁用，过敏体质者慎用。

4．药品性状发生改变时禁止使用。

【规格】

丸剂：水蜜丸，每 100 丸重 20g；小蜜丸，每瓶装 120g；大蜜丸，每丸重 9g。

胶囊：每粒装 0.34g。

颗粒剂：每袋装 5g。

片剂：每片重 0.4g（相当于总药材 1g）。

【贮藏】 密封。

七味都气丸

【处方】 五味子（制）、山茱萸（制）、茯苓、牡丹皮、熟地黄、山药、泽泻。

【功能与主治】 补肾纳气，涩精止遗。用于肾不纳气所致的喘促，胸闷，久咳，气短，咽干，遗精，盗汗，小便频数。

【用法与用量】 口服。一次 9g，一日 2 次。

【注意事项】

1．外感咳喘者忌服。

2．服药期间宜选清淡易消化之品，忌食辛辣、油腻之品。

【规格】 每 40 丸重 3g。

【贮藏】密封。

【药理毒理】本品有镇咳作用。

·镇咳作用 本品 32.5g/kg 灌服，每日 1 次，连续 5 天，可延长氨雾引起的小鼠咳嗽潜伏期，减少小鼠咳嗽次数[1]。

【参考文献】

[1] 李喜枝，李文龙，杜光明，等.七味都气丸加味镇咳作用的药理实验及临床观察 [J].云南中医杂志，1991，12（4）：20.

固肾定喘丸

【处方】熟地黄、附子（制）、牡丹皮、牛膝、补骨脂（盐制）、砂仁、车前子、茯苓、益智仁（盐制）、肉桂、山药、泽泻、金樱子（肉）。

【功能与主治】温肾纳气，健脾化痰。用于肺脾气虚，肾不纳气所致的咳嗽，气喘，动则尤甚；慢性支气管炎，肺气肿，支气管哮喘见上述证候者。

【用法与用量】口服。一次 1.5 ~ 2.0g，一日 2 ~ 3 次，可在发病预兆前服用，也可预防久喘复发，一般服 15 天为一疗程。

【注意事项】

1．本品温肾纳气，健脾化痰，若为肺热壅盛及痰浊阻肺所致咳喘忌服。

2．孕妇禁用。

3．服药期间忌食辛辣、生冷、油腻食物。

【规格】每瓶装 35g。

【贮藏】密封。

蛤蚧定喘丸（胶囊）

【处方】蛤蚧、瓜蒌子、紫菀、麻黄、醋鳖甲、黄芩、甘草、麦冬、黄连、百合、炒紫苏子、石膏、炒苦杏仁、煅石膏。

【功能与主治】滋阴清肺，止咳平喘。用于肺肾两虚，阴虚肺热所致的虚劳久咳、年老哮喘、气短烦热、胸满郁闷、自汗盗汗。

【用法与用量】

丸剂：口服。规格（1）大蜜丸，一次1丸；规格（2）小蜜丸，一次9g，一日2次。

胶囊：口服。一次3粒，一日2次；或遵医嘱。

【注意事项】

1．本品用于虚劳咳喘，咳嗽新发者忌用。

2．孕妇慎用。

3．服药期间忌食辛辣、生冷、油腻食物。

4．本品含麻黄，高血压、心脏病、青光眼患者慎用。

【规格】

丸剂：（1）每丸重9g，（2）每60丸重9g。

胶囊：每粒装0.5g。

【贮藏】密封。

【药理毒理】本品有平喘、祛痰、镇咳、抗炎、抗过敏等作用。

·**平喘** 蛤蚧定喘胶囊0.25、0.5、1.0g/L和蛤蚧定喘丸1.0g/L，能降低磷酸组胺引起的豚鼠离体气管张力，对抗气管痉挛；蛤蚧定喘胶囊0.25、0.5、1.0g/kg和蛤蚧定喘丸1.0g/kg灌服，能延长磷酸组胺加乙酰胆碱混合液引起的豚鼠哮喘潜伏期[1, 2]。

· **祛痰**　蛤蚧定喘胶囊 0.25、0.5、1.0g/kg 和蛤蚧定喘丸 1.0g/kg 灌服，可促进大鼠呼吸道分泌痰液，促进家鸽气管纤毛运动[1]。

· **镇咳**　蛤蚧定喘胶囊 0.25、0.5、1.0g/kg 和蛤蚧定喘丸 1.0g/kg 灌服，均能延长氨水引起的小鼠咳嗽潜伏期[1]。蛤蚧定喘胶囊、蛤蚧定喘丸灌服 7 天，亦能延长氨水引起的小鼠咳嗽潜伏期[2]。

· **抗炎**　蛤蚧定喘胶囊 0.25g、0.5g、1.0g/kg 和蛤蚧定喘丸 1.0g/kg 灌服，均可抑制二甲苯引起的小鼠耳肿胀，抑制棉球植入所致大鼠肉芽组织增生[1]。

· **抗过敏反应**　蛤蚧定喘胶囊 0.5、1.0g/kg 和蛤蚧定喘丸 1.0g/kg 灌服，能不同程度降低卵蛋白致敏豚鼠的过敏反应指数和死亡率[1]；蛤蚧定喘胶囊 1.0g/kg 灌服，可降低卵清蛋白致敏豚鼠异常升高的血清总 IgE 和血浆血小板活化因子（PAF）[3]。

· **其他**　蛤蚧定喘胶囊 0.25、0.5、1.0g/kg 和蛤蚧定喘丸 1.0g/kg 灌服，可增加小鼠血清溶血素生成量，提高体内淋巴细胞转化率[1]。体外试验表明蛤蚧定喘胶囊对金黄色葡萄球菌、乙型溶血性链球菌、肺炎球菌、卡他球菌和白喉杆菌的最小抑菌浓度（MIC）分别为 0.0125、0.05、0.10、0.20、0.05g/ml；蛤蚧定喘丸分别为 0.10、0.10、0.10、0.20、0.25g/ml[3]。

· **毒理**　蛤蚧定喘胶囊一日灌服 2 次，连续观察 7 日，小鼠最大给药量为 25g/kg（相当于临床用量的 500 倍），未见明显异常。蛤蚧定喘胶囊 15.7、7.85、3.93g（生药）/kg（相当于临床剂量的 100、50、25 倍）灌服连续 12 周，未见大鼠有明显的毒性反应，停药观察 2 周亦未见明显异常[1]。

【临床报道】有报道应用蛤蚧定喘胶囊治疗哮喘患者 150 例，

远期临床治愈 27 例（18%），缓解 73 例（60%），显效 37 例（30%），有效 7 例（5.3%），总有效率为 96%[4]。

【参考文献】

[1] 邹节明，潘佐静，李美珠，等.蛤蚧定喘胶囊药效学及毒理学研究 [J].中草药，2003，34（4）：343.

[2] 蔡毅，谢沛珊，李爱媛，等.蛤蚧定喘丸及胶囊药理实验比较 [J].时珍国药研究，1994，6（3）：11.

[3] 王珍，李蠹.蛤蚧定喘胶囊的平喘作用及其作用机制的实验研究 [J].临床中老年保健，2001，4（4）：250.

[4] 张丽君，吴平，杜平.蛤蚧定喘胶囊治疗支气管哮喘 150 例临床观察 [J].实用心脑肺血管病杂志，2006，14（4）：306.

如意定喘片

【处方】麻黄、苦杏仁、白果、枳实、南五味子（酒蒸）、石膏、葶苈子、紫菀、远志、洋金花、制蟾酥、地龙、党参、天冬、麦冬、百部、蛤蚧、黄芪、枸杞子、熟地黄、炙甘草。

【功能与主治】宣肺定喘，止咳化痰，益气养阴。用于气阴两虚所致的久咳气喘，体弱痰多；支气管哮喘，肺气肿，肺心病见上述证候者。

【用法与用量】口服。一次 2 ~ 4 片，一日 3 次。

【注意事项】

1．孕妇忌用。

2．忌烟酒及辛辣食物。

3．本品含有蟾酥、洋金花，不宜过量、久服。

4．本品含有麻黄，高血压和冠心病患者慎用。

【规格】每片相当于原药材 0.7g。

【贮藏】密封。

金水宝胶囊（片）

【处方】发酵虫草菌粉。

【功能与主治】补益肺肾，秘精益气。用于肺肾两虚，精气不足，久咳虚喘，神疲乏力，不寐健忘，腰膝酸软，月经不调，阳痿早泄。

【用法与用量】

胶囊：口服。一次2粒，一日3次。

片剂：口服。一次2片，一日3次。

【注意事项】

1．外感实证咳喘忌用。

2．感冒发热患者不宜服用。

3．服药期间忌辛辣食物。

4．有高血压、心脏病、肝病、糖尿病、肾病等慢性病严重者应在医师指导下服用。

5．儿童、孕妇、哺乳期妇女应在医师指导下服用。

6．服药4周症状无缓解，应去医院就诊。

7．对本品过敏者禁用，过敏体质者慎用。

8．本品性状发生改变时禁止使用。

【规格】

胶囊：每粒装 0.33g。

片剂：每片重 0.75g。

【贮藏】密封，置干燥处。

【药理毒理】 本品有抗氧化、降血脂等作用。

·抗氧化 金水宝胶囊 1g/kg 灌服 1 个月，能提高老龄大鼠红细胞超氧化物歧化酶（SOD）活性，降低血浆丙二醛（MDA），并能促进老年小鼠因体内自由基累积造成 DNA 损伤的修复能力。临床也可见老年虚证患者服用金水宝胶囊后红细胞 SOD 活性提高，血浆 MDA 含量降低[1]；肾病综合征患者尿中的 SOD 含量降低[1-3]。

·降血脂 金水宝胶囊每日 3g，口服 3 个月，可见肾病综合征患者的甘油三酯、总胆固醇、尿蛋白降低，血浆白蛋白含量增加[2]。金水宝胶囊每次 3 粒，每日 3 次，连续服用 8 周，可以降低冠心病患者的胆固醇、β-脂蛋白。还可降低糖尿病患者尿总蛋白，尿 N-乙酰-β-D 氨基糖苷酶、血清脂蛋白 Lp（α）、血肌酐（CR）[4]。

·其他 临床长期服用金水宝胶囊后，冠心病患者纤维蛋白原、血液黏度降低[5]。

【临床报道】 有临床报道应用布地奈德联合金水宝胶囊治疗支气管哮喘 40 例，总有效率为 97.5%，效果显著[6]。

【参考文献】

[1] 张志钧，黄文清，廖世忠，等.金水宝胶囊对清除老年虚证者氧自由基的临床与实验研究 [J].现代诊断与治疗，1994，5（6）：325.

[2] 李贵明，徐霞，李素倩，金水宝对肾病综合征超氧化物歧化酶及血脂的影响 [J].泰山医学院学报，1997，78（4）：311.

[3] 张志钧，罗厚良，李金生，等.金水宝胶囊清除老年虚证者氧自由基及 DNA 损伤后修复作用的临床和实验研究 [J].中国中西医结合杂志，1997，17（1）：35.

[4] 龚云，梁金峰，谢莹，等.金水宝对糖尿病患者血清脂蛋

白（α）的影响 [J]. 贵阳医学院学报，2001，26（1）：70.

[5] 车永水，林丽珠. 金水宝对冠心病、高脂血症、血流变学的疗效观察 [J]. 中草药，1996，27（9）：552.

[6] 周明萍，吕佳杰. 布地奈德联合金水宝胶囊治疗支气管哮喘的疗效观察 [J]. 临床军医杂志，2012，40（4）：206.

百令胶囊（片）

【处方】发酵虫草菌粉。

【功能与主治】补肺肾，益精气。用于肺肾两虚引起的咳嗽，气喘，咯血，腰背酸痛；慢性支气管炎的辅助治疗。

【用法与用量】

胶囊：口服。规格（1）一次5～12粒；规格（2）一次2～6粒，一日3次。

片剂：口服。一次3～9片，一日3次。

【注意事项】

1．本品补虚扶正，外感实证咳喘、感冒发热患者不宜服用。

2．服药期间忌辛辣食物。

3．有高血压、心脏病、肝病、糖尿病、肾病等慢性病严重者应在医师指导下服用。

4．儿童、孕妇、哺乳期妇女应在医师指导下服用。

5．服药4周症状无缓解，应去医院就诊。

6．对本品过敏者禁用，过敏体质者慎用。

7．本品性状发生改变时禁止使用。

【规格】

胶囊：每粒装（1）0.2g，（2）0.5g。

片剂：每片重 0.44g。

【贮藏】密封，置干燥处。

【临床报道】有报道应用百令胶囊辅助治疗支气管哮喘 30 例（治疗组），与无百令胶囊对照组相比观察其治疗效果，结果：治疗组总有效率明显高于对照组，两组治疗后第 1 秒用力呼气容积（FEV1）占预计值百分比、PaO_2 均有明显提高，提示百令胶囊是辅助治疗支气管哮喘的有效药物[1]。

【参考文献】

[1] 田迎春. 百令胶囊辅助治疗支气管哮喘临床观察 [J]. 中国药师，2011，14（5）：721.

定喘膏

【处方】血余炭、洋葱、附子、生川乌、制天南星、干姜。

【功能与主治】温阳祛痰，止咳定喘。用于阳虚痰阻所致的咳嗽痰多，气急喘促，冬季加重。

【用法与用量】温热软化，外贴肺俞穴。

【规格】每张净重（1）10g，（2）20g。

【贮藏】密封，置阴凉干燥处。

附二

治疗支气管哮喘的常用中成药简表

分期	证型	药物名称	功能	主治病证	用法用量	备注
发作期	寒哮	小青龙颗粒（胶囊、合剂、糖浆）	解表化饮，止咳平喘。	用于风寒水饮，恶寒发热，无汗，喘咳痰稀。	颗粒剂：口服。一次6g（无糖型）或13g（含糖型），一日3次。胶囊：口服。一次2～4粒，一日3次。合剂：口服。一次10～20ml，一日3次。用时摇匀。糖浆：口服。一次15～20ml，一日3次。	颗粒剂：药典，医保 胶囊：医保
		镇咳宁糖浆（胶囊、口服液、颗粒）	止咳，平喘，祛痰。	用于风寒束肺所致的咳嗽、气喘、咯痰；支气管炎、支气管哮喘见上述证候者。	糖浆：口服。一次5～10ml，一日3次。胶囊：口服。一次1～2粒，一日3次。口服液：口服。一次10ml，一日3次。颗粒剂：开水冲服。一次2～4g，一日3次。	糖浆：医保 胶囊：药典，医保 口服液：医保 颗粒剂：医保
		桂龙咳喘宁胶囊（片、颗粒）	止咳化痰，降气平喘。	用于外感风寒、痰湿阻肺引起的咳嗽、气喘、痰涎壅盛；急、慢性支气管炎见上述证候者。	胶囊：口服。规格（1）一次5粒，规格（2）一次3粒，一日3次。片剂：口服。一次4片，一日3次。颗粒剂：开水冲服。一次6g，一日3次。	胶囊：药典，基药，医保 片剂：基药，医保 颗粒剂：药典，医保
		苓桂咳喘宁胶囊	温肺化饮，止咳平喘。	主治外感风寒，痰湿阻肺，症见咳嗽痰多，喘息胸闷气短等。适用于急、慢性支气管炎见上述证候者。	口服。一次5粒，一日3次。10天为一疗程。	医保

续表

分期	证型	药物名称	功能	主治病证	用法用量	备注
发作期	寒哮	消咳喘片（糖浆）	止咳，祛痰，平喘。	用于寒痰阻肺所致的咳嗽气喘、咯痰色白；慢性支气管炎见上述证候者。	片剂：口服。一次4~5片，一日3次。糖浆：口服。一次10ml，一日3次；小儿酌减。	片剂：医保糖浆：药典，医保
		喘可治注射液	温阳补肾，平喘止咳，有抗过敏、增强体液免疫与细胞免疫的功能。	主治哮证属肾虚夹痰证。症见喘促日久，反复发作，面色苍白，腰酸肢软，畏寒，汗多；发时喘促气短，动则加重，喉有痰鸣，咳嗽，痰白清稀不畅；以及支气管哮喘急性发作期见上述证候者。	肌内注射。成人一次4ml；儿童7岁以上，一次2ml；7岁以下，一次1ml，一日2次。	医保
	热哮	止喘灵口服液	平喘，止咳，祛痰。	用于哮喘、咳嗽、胸闷痰多；支气管哮喘、喘息性支气管炎见上述证候者。	口服。一次10ml，一日3次。7天为一疗程。	医保
		蠲哮片	泻肺除壅，涤痰祛瘀，利气平喘。	用于支气管哮喘急性发作期热哮痰瘀伏肺证，症见气粗痰涌，痰鸣如吼，咳呛阵作，痰黄稠厚等。	饭后服用。一次8片，一日3次，7天为一疗程。	药典
		清咳平喘颗粒	清热宣肺，止咳平喘。	用于急性支气管炎、慢性支气管炎急性发作属痰热郁肺证，症见咳嗽气急，甚或喘息，咳痰色黄或不爽，发热，咽痛，便干，苔黄或黄腻等。	开水冲服。一次10g，一日3次。	医保

分期	证型	药物名称	功能	主治病证	用法用量	备注
发作期	热哮	咳喘宁（胶囊、口服液）	宣通肺气，止咳平喘。	用于支气管哮喘，咳嗽，老年痰喘。	片剂：口服。一次2～4片，一日2次。胶囊：口服。一次3～4粒，一日2次；或遵医嘱。口服液：口服。一次10ml，一日2次或遵医嘱。	片剂：医保胶囊：医保口服液：医保
		痰咳清片	清肺化痰，止咳平喘。	用于痰热咳嗽，急、慢性气管炎，哮喘。	口服。一次6片，一日3次。	
		止喘灵注射液	平喘，止咳，祛痰。	用于哮喘，咳嗽，胸闷痰多；支气管哮喘，喘息性气管炎。	肌注。一次2ml，一日2～3次；7岁以下儿童酌减。1～2周为一疗程，或遵医嘱。	医保
	浊哮	咳喘顺丸	宣肺化痰，止咳平喘。	用于痰浊壅肺，肺气失宣所致的咳嗽，气喘，痰多，胸闷；慢性支气管炎，支气管哮喘，肺气肿见上述证候者。	口服。一次5g，一日3次，7天为一疗程。	药典，医保
		二陈丸	燥湿化痰，理气和胃。	用于痰湿停滞导致的咳嗽痰多，胸脘胀闷，恶心呕吐。	口服。一次9～15g，一日2次。	药典，医保
		降气定喘丸	降气定喘，除痰止咳。	用于慢性支气管炎，支气管哮喘，咳嗽气促等。	温开水送服。一次7g，一日2次。	
	风哮	海珠喘息定片	平喘，祛痰，镇静，止咳。	用于支气管哮喘，慢性气管炎。	口服。一次2～4片，一日3次。	医保

续表

分期	证型	药物名称	功能	主治病证	用法用量	备注
发作期	风哮	防风通圣丸（颗粒）	解表通里，清热解毒。	用于外寒内热，表里俱实，恶寒壮热，头痛咽干，小便短赤，大便秘结，瘰疬初起，风疹湿疮。	丸剂：口服。规格（1）大蜜丸，一次1丸；规格（2）浓缩丸，一次8丸；规格（3）水丸，一次6g，一日2次。颗粒剂：口服。一次1袋，一日2次。	丸剂：药典，基药，医保 颗粒剂：基药，医保
缓解期	肺脾气虚	玉屏风颗粒（口服液）	益气，固表，止汗。	用于表虚不固，自汗恶风，面色㿠白，或体虚易感风邪者。	颗粒剂：开水冲服。一次1袋，一日3次。口服液：口服。一次10ml，一日3次。	颗粒剂：药典，基药，医保 口服液：药典
		六君子丸	补脾益气，燥湿化痰。	用于脾胃虚弱，食量不多，气虚痰多，腹胀便溏。	口服。一次9g，一日2次。	医保
		固本咳喘片（胶囊）	益气固表，健脾补肾。	用于脾虚痰盛、肾气不固所致的咳嗽、痰多、喘息气促、动则喘剧；慢性支气管炎、肺气肿、支气管哮喘见上述证候者。	片剂：口服。一次3片，一日3次。胶囊：口服。一次3粒，一日3次。	片剂：药典，医保 胶囊：医保
	肺肾两虚	金匮肾气丸（片）	温补肾阳，化气行水。	用于肾虚水肿，腰膝酸软，小便不利，畏寒肢冷。	丸剂：口服。规格（1）大蜜丸，一次1丸；规格（2）水蜜丸，一次4~5g（20~25粒），一日2次。片剂：口服。一次4片，一日2次。	丸剂：基药，医保 片剂：基药，医保

分期	证型	药物名称	功能	主治病证	用法用量	备注
缓解期	肺肾两虚	桂附地黄丸（胶囊、颗粒、片）	温补肾阳。	用于肾阳不足，腰膝酸冷，肢体浮肿，小便不利或反多，痰饮喘咳，消渴。	丸剂：口服。水蜜丸一次6g，小蜜丸一次9g，大蜜丸一次1丸，一日2次。胶囊：口服。一次7粒，一日2次。颗粒剂：冲服。一次5g，一日2次。片剂：口服。一次4～6片片，一日2次。	丸剂：药典，医保 胶囊：药典，医保 颗粒剂：医保 片剂：医保
		七味都气丸	补肾纳气，涩精止遗。	用于肾不纳气所致的喘促，胸闷，久咳，气短，咽干，遗精，盗汗，小便频数。	口服。一次9g，一日2次。	药典
		固肾定喘丸	温肾纳气，健脾化痰。	用于肺脾气虚、肾不纳气所致的咳嗽，气喘，动则尤甚；慢性支气管炎，肺气肿，支气管哮喘见上述证候者。	口服。一次1.5～2.0g，一日2～3次，可在发病预兆前服用，也可预防久喘复发，一般服15天为一疗程。	药典，医保
		蛤蚧定喘丸（胶囊）	滋阴清肺，止咳平喘。	用于肺肾两虚、阴虚肺热所致的虚劳久咳，年老哮喘，气短烦热，胸满郁闷，自汗盗汗。	丸剂：口服。规格（1）大蜜丸，一次1丸；规格（2）小蜜丸，一次9g，一日2次。胶囊：口服。一次3粒，一日2次；或遵医嘱。	大蜜丸：药典，基药，医保 小蜜丸：基药 胶囊：药典，基药
		如意定喘片	宣肺定喘，止咳化痰，益气养阴。	用于气阴两虚所致的久咳气喘，体弱痰多；支气管哮喘，肺气肿，肺心病见上述证候者。	口服。一次2～4片，一日3次。	药典

分期	证型	药物名称	功能	主治病证	用法用量	备注
缓解期	肺肾两虚	金水宝胶囊（片）	补益肺肾，秘精益气。	用于肺肾两虚，精气不足，久咳虚喘，神疲乏力，不寐健忘，腰膝酸软，月经不调，阳痿早泄。	胶囊：口服。一次2粒，一日3次。片剂：口服。一次2片，一日3次。	胶囊：药典片剂：药典
		百令胶囊（片）	补肺肾，益精气。	用于肺肾两虚引起的咳嗽，气喘，咯血，腰背酸痛；慢性支气管炎的辅助治疗。	胶囊：口服。规格（1）一次5～12粒；规格（2）一次2～6粒，一日3次。片剂：口服。一次3～9片，一日3次。	胶囊：药典
		定喘膏	温阳祛痰，止咳定喘。	用于阳虚痰阻所致的咳嗽痰多，气急喘促，冬季加重。	温热软化，外贴肺俞穴。	药典，医保

图书在版编目（CIP）数据

常见病中成药临床合理使用丛书. 呼吸科分册 / 张伯礼，高学敏主编；史利卿分册主编. —北京：华夏出版社，2015.10
ISBN 978-7-5080-8348-3

Ⅰ.①常… Ⅱ.①张… ②高… ③史… Ⅲ.①呼吸系统疾病－常见病－中成药－用药法 Ⅳ.①R286

中国版本图书馆 CIP 数据核字(2014)第 304363 号

呼吸科分册

主　编	史利卿	
责任编辑	梁学超	
出版发行	华夏出版社	
经　销	新华书店	
印　刷	三河市少明印务有限公司	
装　订	三河市少明印务有限公司	
版　次	2015 年 10 月北京第 1 版	
	2015 年 10 月北京第 1 次印刷	
开　本	880×1230　1/32 开	
印　张	7.25	
字　数	162 千字	
定　价	29.00 元	

华夏出版社　　地址：北京市东直门外香河园北里 4 号　　邮编：100028
网址：www.hxph.com.cn　　电话：（010）64663331（转）
若发现本版图书有印装质量问题，请与我社营销中心联系调换。